आत्म-सम्मान
क्यों और कैसे बढ़ाएँ?

(ख़ुदी को कर ख़ुद बुलन्द इतना...)

डॉ. नरेन्द्रनाथ चतुर्वेदी

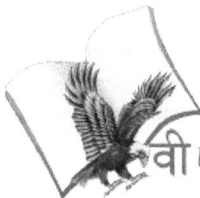

वी एण्ड एस पब्लिशर्स

प्रकाशक

वी एण्ड एस पब्लिशर्स

F-2/16, अंसारी रोड, दरियागंज, नयी दिल्ली-110002
23240026, 23240027 • फैक्स: 011-23240028
E-mail: info@vspublishers.com • Website: www.vspublishers.com

शाखा: हैदराबाद

5-1-707/1, ब्रिज भवन (सेन्ट्रल बैंक ऑफ इण्डिया लेन के पास)
बैंक स्ट्रीट, कोटी, हैदराबाद - 500 095
040-24737290
E-mail: vspublishershyd@gmail.com

शाखा : मुम्बई

गोदाम 34 ऐट द मॉडल को-आपरेटिब हाउसिंग सोसाइटी लि0,
'साहकार निवास' ग्राउण्ड फ्लोर, नेक्स्ट टू सोबो सेन्ट्रल, मुम्बई - 400 043
022-23510736
E-mail: vspublishersmum@gmail.com

फ़ॉलो करें: t f in

हमारी सभी पुस्तकें **www.vspublishers.com** पर उपलब्ध हैं

ISBN 978–93–815882–5–3
संस्करण: 2015

मुद्रक: परम ऑफसेटर्स, ओखला, नयी दिल्ली-110020

विषय-सूची

प्रकाशकीय

वर्तमान समय में जीवन में अपने आत्म-सम्मान को बनाये रखना एक कठिन चुनौती है। हम पग-पग पर आत्म-सम्मान को बनाये रखने में परिस्थियों से दो-चार होते हैं। पर, हमारा आत्म-सम्मान है कि कभी लुढ़कता, मचलता और खड़ा होकर गतिशील रहता है। जिस व्यक्ति का आत्म-सम्मान सुरक्षित नहीं, वह जीवित 'शव' के समान है। उसी आत्म 'स्व' 'खुदी' को परिभाषित, रेखांकित और बचाने की प्रक्रिया को समझाती हुई यह उपयोगी पुस्तक है।

इस पुस्तक में लेखक ने आत्म-सम्मान को बढ़ाने, बचाने और उसे निरन्तर बनाये रखने के कुछ टिप्स दिये हैं, जिनका पालन करने से व्यक्ति अपनी 'खुदी' को बुलन्द कर सकता है और समाज में, परिवार में, अपने मित्रों में एक खुश, सफल व आनन्ददायक, शान्त जीवन व्यतीत कर सकता है।

पुस्तक में लेखक ने निम्नलिखित सुझाव प्रस्तुत किये हैं–

➤ आत्म-सम्मान कैसे बढ़ायें?
➤ आत्म-विश्वास कैसे बढ़ायें?
➤ मन की उदासी से बचाव कैसे करें
➤ पूर्वाग्रहों से बचना जरूरी
➤ पूर्वाग्रहों को देखें, उनपर विचार करें और समझें
➤ जीवन जीने की उचित कला या तकनीक क्या है
➤ मन के संवेगो से सावधान रहना जरूरी
➤ किसी कार्य को करने का सही ढंग
➤ स्वयं की कार्य क्षमता बढ़ाने की जरूरत
➤ सोचने का सही ढंग क्या है
➤ नकारात्मक सोच से बचें
➤ अपनी बुरी आदतें बदलें, अच्छी आदतें अपनायें–

लेखक ने उपर्युक्त बिन्दुओं पर विभिन्न शीर्षकों में विस्तृत विचार किया है और पाठकों को उसे समझाया है। यह पुस्तक पाठकों के आत्म-सम्मान को बढ़ायेगी, उनका मार्गदर्शन करेगी, ऐसा हमारा दृढ़ विश्वास है। पुस्तक की अच्छाई-बुराई, उसके गुण-अवगुण की निष्पक्ष विवेचना तो पाठकगण ही करेंगे।

प्रकाशक

1

आत्म-सम्मान कैसे बढ़ाएँ

हिन्दी में 'आत्म-सम्मान', 'आत्म-गौरव', 'अस्मिता'... तथा अँग्रेजी भाषा का 'एस्टीम' महत्वपूर्ण शब्द हैं। यह 'आत्म' है क्या? जिसको लेकर हम चिन्तित हो जाते हैं। 'एस्टीम' के हिन्दी भाषा का सही शब्द 'ख़ुदी' ही है।

सामान्यजन के सामने, राज्य का सामान्य-सा कर्मचारी जिस प्रकार दम्भ व अहंकार से गरजता है और वह 'जन' अपने कार्य के प्रति जिस प्रकार गिड़गिड़ाता है, वह दृश्य भीतर तक झकझोर जाता है। हमारा 'आत्म' क्या है? यह सवाल हमेशा अधूरा ही रह जाता है।

वही कर्मचारी जब अपने उच्चाधिकारी या राजनेता के सामने खड़ा होता है, तो सीधा खड़ा ही नहीं हो पाता है। उसका रिरियाता चेहरा तथा अदना-से राजनेता के सामने जी-हुज़ूरी करता हुआ वही कर्मचारी, हास्यास्पद बन जाता है। हम अपनी भाषा, अपनी गरिमा, अपना स्वत्व सब खो बैठे हैं। न चेहरे पर अपनी प्रतिष्ठा का भाव है, न गरिमा है। आख़िर हम हैं क्या?

साधारण-सी प्रतिकूलता के प्रभाव को हम बर्दाश्त नहीं कर पाते हैं। हल्के से ताप से, मोम के पुतले की तरह पिघल जाते हैं। हमारी फ़िल्मों के नायक या तो परिस्थितियों के सामने भय से भागते रहते हैं या तुरन्त किसी मन्दिर, दरगाह या चर्च में चले जाते हैं या हिंसा का अतिरंजित सहारा लेते हैं। क्या वे हमारे सही स्वरूप को चित्रित नहीं कर रहे हैं? क्या हम वास्तव में उनसे अलग हैं? यह विचारणीय प्रश्न है।

आख़िर हम हैं क्या ? हमारा 'आत्म' क्या है ? यह सवाल हमेशा ही पूछा जाता रहा है। विदेशी राजनीतिज्ञ जब हमारे यहाँ आते हैं, तब उनके सम्मान में हम जिस तरह कालीन की तरह बिछ जाते हैं, हम कहते हैं, 'पधारो म्हारो देश...' पर जब हम विदेश जाते हैं, हम कहीं भी इस जी-हुज़ूरी की आँख अपने प्रति नहीं पाते हैं...। मानवीय गरिमा का भाव अवश्य दिखायी पड़ता है। क्यों ?... क्योंकि हम अपने को ही कभी सम्मान से नहीं देखते। जब हम अपने प्रति ही सम्मान नहीं रखते हैं, तब कौन हमारे प्रति सम्मान रखेगा ?

हमारे सन्त महात्मा एक ही बात कहते हैं '**मो सम कौन कुटिल खल कामी**'। हम स्वयं न तो कभी अपना सम्मान कर पाते हैं, न ही इसी कारण अपनी योग्यता को प्रदर्शित कर पाते हैं। आजकल हर साक्षात्कार में पहला सवाल यही पूछा जाता है, आप में ऐसी कौन-सी योग्यता है, जो आपका इस पद के लिए चयन किया जाये ? हम यहाँ इस सवाल का ही उत्तर तलाश करने का प्रयास करेंगे।

अपनी पहचान स्थापित करें

आत्म-सम्मान की पहली स्थिति होती है, आप अपनी पहचान स्थापित करें तथा फिर उसे एक मूल्य भी दें। आप क्या हैं ? क्या चीज़ हैं ? आपका क्या स्वरूप है ? आपकी क्या पहचान है ? और उसे आप किस प्रकार दूसरों को बता सकते हैं ? जिस व्यक्ति का, जिस समाज का, जिस देश का स्वाभिमान खो जाता है, वह कभी विकास के पथ पर आगे नहीं बढ़ सकता, वह कभी उत्कर्ष को नहीं पा सकता।

'स्वाभिमान'... यह व्यक्ति की, समाज की, अन्तर्निहित शक्ति है, जो कुछ मूल्यों के साथ जुड़ जाती है। महाराणा प्रताप और मानसिंह के बीच यही दूरी थी। आत्म-विश्वास दोनों के पास थे, पर घास की रोटी खाने वाला प्रताप सामान्य जन का आराध्यदेव बन गया। वह 'स्वाभिमान' का मानवीकरण है। भारत के राष्ट्रपति अब्दुल कलाम में जो चारित्रिक गुण सहज सबका ध्यान आकर्षित करता है, वह उनका स्वाभिमान है, उनका आत्म-विश्वास है। कठोर परिश्रम के साथ, आधुनिक तकनीक और प्रबन्धन के मूल्यों को लेकर, भारत को शक्ति-सम्पन्न बनाने की उनकी परिकल्पना आधुनिक भारतीय का सपना है। आज भारत में

'विज्ञान शिक्षा' का प्रचार व प्रसार उनका लक्ष्य है, वे निरन्तर विद्यार्थी-जगत से जुड़े हुए हैं। 'आत्म-सम्मान' वह शक्ति है, जहाँ 'आत्म-विस्मृति' के गहरे अन्धकार से बाहर आकर, कुछ मूल्यों को अंगीकृत करना है। वे मूल्य उसके आचरण की सुगन्ध बन जाते हैं। अपनी योग्यता का सही आकलन होता रहना चाहिए। हर काम हम नहीं कर सकते, हर विषय का हमें ज्ञान नहीं हो सकता, पर जो हमें आता है, जिसमें हमारी रुचि है, उसका हमारा ज्ञान निरन्तर बढ़ता रहे, यह प्रयास होना चाहिए। उससे जो गुण पैदा होंगे, वे आपकी पहचान बनायेंगे। वे आपको आदर दिलायेंगे। वही आपका जिसे 'आत्म' कहा जाता है, उसे बनायेंगे। यह जो हमारा 'आत्म' है, निरन्तर बदलता रहता है और इसके लिए ज़िम्मेदार भी हम ही हैं।

यह अहंकार नहीं है

उस दिन मैंने सुना, कहा जा रहा था, 'इनसान संसार को जीत सकता है, पर अपने आपको नहीं...'। यह आपा बहुत ही ख़तरनाक है। हम यहाँ किसी प्रकार की लड़ाई की बात नहीं कर रहे हैं। हम अपने आपको निरन्तर अच्छा बना सकते हैं, यह एक सत्य है।

एक पुरानी घटना है, 'मैं तब सरकारी कार्य से राजधानी गया हुआ था। क्षेत्र के मन्त्री से अच्छे सम्पर्क थे। वे बोले, 'सुबह आपको मुख्यमन्त्री जी के यहाँ ले चलेंगे, तैयार रहना। पाँच बजे वे पूजा से उठ जाते हैं, उनका आशीर्वाद लेना है।'

मैंने कहा, 'मैं चल नहीं पाऊँगा, आप हो आयें।

वे नहीं माने, बहुत प्रेम करते थे, सुबह तैयार होकर जाना पड़ा। वहाँ पहुँचे तो पाया, एक कार पहले से खड़ी है।

वे तेजी से अन्दर चले, मैंने भी अपने क़दम बढ़ाये ...पर... वहाँ देख कर चौंक गया...

मुख्यमन्त्री जी अपने पूजा-घर से बाहर निकले ही थे कि एक तत्कालीन ज़िला कलेक्टर वहाँ साष्टांग दण्डवत किये पड़े थे।

मेरे लिए यह दृश्य विस्मयकारक था। 'क्या हम अपने पिता के प्रति भी इतना आदर रखते हैं?' शायद नहीं! कहा जाता है काम पड़े तो गधे को भी बाप बना

लेना चाहिए। सम्भवत: यही प्रथा... हमें हमेशा अपने 'गॉड फादर' को तलाश करने को बाध्य करती है। हम अपना 'स्वत्व' खोते चले जा रहे हैं। यह बात दूसरी है कि हमने पाया ही कब था?

स्वतन्त्रता की प्राप्ति तथा स्वाभिमान की प्राप्ति दो अलग-अलग उपलब्धियाँ हैं। स्वतन्त्रता-प्राप्ति के बाद पुन: हम 'लोकतन्त्र' को 'जंगली राज' में बदलते हुए भीड़-तन्त्र को अपनाते चले जा रहे हैं। किसी भी सामाजिक कार्यक्रम में आप चले जायें, बूढ़े कार्यकर्ता भी युवा नेता के चरणस्पर्श करते देखे जा सकते हैं। यह चरणपूजा जो टेलीविज़न पर हर राजनैतिक कार्यक्रम के कवरेज में सहज ही दिखायी पड़ जाती है, क्या यही हमारी पहचान नहीं बन गयी है?

क्या खोया? क्या पाया?

क्यों? क्या खो गया है... जो मिल जायेगा?

ब्रिटिश राज में जो खोया था... वह अभी तक हम नहीं जान पाये। मुग़ल काल में स्वाभिमान नहीं खोया था... कारण था... उस काल में आर्थिक, सामाजिक व्यवस्था में भारी भेद नहीं था। राजा और बादशाह का सामाजिक स्तर व सुविधाएँ बराबर की थीं। मनसबदारों में भेद, घोड़े व सेना रखने का था, जिससे बादशाह के यहाँ बैठने का स्थान निर्धारित होता था। परन्तु ब्रितानी शासन में, जहाँ भाषा-भेद बढ़ा, ब्रिटिश-राज की नौकरी तथा दया-पात्र होने से सुविधाएँ बढ़ीं, लघु उद्योगों का सर्वनाश होने पर, सामान्य जन की हीनता बढ़ी। वह याचक बनने को मजबूर हो गया। पण्डित सुन्दरलाल ने अपने ग्रन्थ, 'भारत में अँग्रेज़ी राज' में इस पददलित होती सामाजिक व्यवस्था का यथार्थ चित्रण किया है। ब्रितानी शासन व सामन्ती शासन ने मिल कर जो सबसे बड़ा अहित किया, वह यही कि हमारा स्वाभिमान हमसे छीन लिया।

इसीलिए अगर आप 'भारतीय सामान्य जन' तथा 'योरोपीय, अमरीकी सामान्य जन' की तुलना करना चाहें, तो यह भेद सहज ही दिखायी पड़ जाता है। भारतीय युवक-युवतियाँ, आज पश्चिम की ओर जिस तेज़ी से निष्क्रमण कर रहे हैं, उसके पीछे वहाँ प्राप्त सुविधाओं के अलावा उनके स्वाभिमान की सुरक्षा भी है। वे निरन्तर व्यवस्थाओं की निर्ममता के दासत्व को अंगीकार किये बिना ही

वहाँ शान्ति से परिश्रम कर सकते हैं, यह एक कटु सत्य है।

आत्म-सम्मान और अंहकार

मैं उस दिन नज़दीक के नगर में गया हुआ था। जाना पहले भी हुआ था। शर्माजी के परिवार में उनका छोटा लड़का दसवीं कक्षा में सामान्य योग्यता के साथ उत्तीर्ण हुआ था। दोनों ही पति-पत्नी चिन्तित थे। बच्चो को शहर के सबसे अच्छे अँग्रेज़ी स्कूल में पढ़ा रहे थे। बालक बुद्धिमान था, उसके लिए कोचिंग की भी व्यवस्था थी, पर उन्हें सफलता नहीं मिल रही थी। वे निरन्तर उसे आगे पढ़ने को प्रोत्साहित कर रहे थे। उनके मुहल्ले के बच्चे आई.आई.टी. में आ गये थे। उनकी भी इच्छा यही थी। पर वे निराश हो चुके थे। वह बालक सबसे कटा हुआ अपने आप में ही खोया रहता था।

मैंने पाया, यह समस्या उनके बच्चे की नहीं थी, उनकी अधिक थी। वे अपना कर्तव्य यही मान कर चल रहे थे। मैं बच्चे से मिला, वह सुन्दर था, मेधावी था, पर उसकी स्कूल में रुचि नहीं थी...। वहाँ वह निरन्तर दबाव में था। जो छात्र उससे ज्ञानात्मक उपलब्धियों में आगे थे, शिक्षक भी उनकी ओर ही उत्सुक रहते थे। वे योग्यता के चरम शिखर पर थे। परिणामतः इस बालक में जहाँ आत्म-विश्वास की कमी आ गयी थी, वहीं इसका स्वाभिमान भी खोने लगा था। वह सामने आने से कतराने लगा था। हमेशा सपनों में खोया हुआ, अँग्रेज़ी की कहानियाँ, उपन्यास पढ़ा करता था। मैं उससे मिला, उसके साथ रहा, उसके सपनों को जगाया। उसकी योग्यता को परखा, उसे समझाया। वह स्कूल की व्यवस्था, वहाँ के वातावरण से स्वयं को काट कर, एकान्तजीवी होकर अपने आपमें खो गया था। मैंने उसे समझाया, 'तुम योग्य हो, सपने देखते हो, सपने देखना बुरी बात नहीं है, जो सपने देखते हैं ,वे ही उन्हें पूरा कर पाते हैं'। उसका भाषा पर अधिकार था, पर गणित में रुचि कम थी।

मैंने उससे कहा जो आगे हैं, वे कई सालों से कोचिंग ले रहे हैं, तुमने तो ख़ुद मेहनत की है, यह तुम्हारी योग्यता है, तुम अच्छे लेखक बन सकते हो, अपनी भाषा की योग्यता पर गर्व रखो। जो कमी है, उसे पूरा करने का प्रयास करो। पता करो तुम्हारी कमियों को तुम कैसे दूर कर सकते हो? ख़ुद के प्रति ईमानदारी

रखो। जहाँ कमी रह गयी है, शुरुआत वहीं से करो। अपने आपसे प्यार करना सीखो। जो अच्छाइयाँ हैं, वे हमारी हैं, हमने मेहनत से उन्हें पाया है। जो कमियाँ हैं, वे हमारी हैं, हमने पूरा प्रयास नहीं किया। दूसरा कोई ज़िम्मेदार नहीं है। हम जहाँ पर हैं, वहीं से शुरुआत कर सकते हैं।

उसकी सफलता की यात्रा बहुत लम्बी है...। मैं फिर उसके आग्रह पर उसके नगर में गया था। जब वह अमेरिका अपनी स्नातकोत्तर शिक्षा पूरी करने जा रहा था। प्रश्न वापस वहीं आकर खड़ा हो जाता है। हमने क्या खोया है, क्या पाया है? स्वाभिमान के साथ सबसे बड़ी समस्या... उसके अहंकार में ढल जाने की है।

अहंकार तभी होता है, जब हम जो नहीं हैं, वह बताते हैं, उस रूप में काल्पनिक हो जाते हैं। इससे हीन भावना पैदा हो जाती है। मध्यकाल में यही हुआ, दुश्मन का सामना नहीं कर पाये, पराजित हो गये। हम कायर थे, अहंकारी थे, इसीलिए ग़रीब जनता पर वर्ण-व्यवस्था के नाम पर अत्याचार करते रहे। सामन्त लोग, पशु-पक्षियों का शिकार कर क़हर ढाते रहे। मुग़लकालीन-चित्रकला सामन्तों की 'शिकार गाथा' का उदाहरण है। इसलिए अहंकार जहाँ स्वरूप में नकारात्मक है, वहीं स्वाभिमान सकारात्मक है। यह व्यक्तित्व को बड़ा बनाता है। हम अपनी कमज़ोरियों को जानते हैं, छुपाते नहीं हैं, कठोर मेहनत करते हैं, सफलता नहीं भी मिले पर परिश्रम करना नहीं छोड़ते हैं।

सही सोचें

विचारणा की प्रक्रिया यह होनी चाहिए कि जो सोचा जाये, वह हमेशा समग्रता में हो। हमने जो निर्णय लिया है, हम उसका पालन स्वयं करें। एक ही बात को बार-बार नहीं सोचना चाहिए। जब हम जानते हैं कि जो हम सोच रहे हैं, यह फालतू की बातें हैं, जिनका हमसे कोई सम्बन्ध नहीं हैं। वहाँ स्वयं पहल कर, अपने मन को निर्देश देकर, वहाँ से हटाने का प्रयास करना चाहिए। संक्षेप में यह विचारणा एक सतत निरन्तर बनी रहने वाली मन की अवस्था है। हम जहाँ भी जाते हैं, जो भी क्रिया घटती है, हम बात सुनते हैं, हमारी ज्ञानेन्द्रियाँ जो भी सूचना हमारी चेतना को सौंपती हैं, हम तत्काल उसकी प्रतिक्रिया करते हैं और उसे एक पहचान दे देते हैं। फिर बार-बार घण्टों उस पर चर्चा करते रहते हैं। इससे हमारा

मन अनियन्त्रित हो जाता है। उचित यही है, हम अपना निर्णय बनायें, तत्काल प्रतिक्रिया नहीं दें। कुछ दिन प्रतीक्षा करें। जो निर्णय बाहर से आया है, अगर वह वही है, जो हमने सोचा था, तो हम अपने भीतर आत्मविश्वास की झलक पायेंगे। हमारी भाषा सही और निश्चयात्मक होने लग जायेगी। इसीलिए सही सोचना, आत्म-विश्वास के मार्ग की पहली सीढ़ी है।

बच्चों के विकास के साथ, उनके इस 'आत्म' की खोज अत्यन्त ही महत्वपूर्ण है। हम जो कुछ उनके परिवेश, समाज, शिक्षा, पारिवारिक पृष्ठभूमि में उन्हें सौंपेंगे, वह उनके 'आत्म' का हिस्सा बनता चला जायेगा।

आप पायेंगे, जो बच्चे अच्छे समृद्ध शिक्षित परिवार से आते हैं, अच्छे स्कूलों में शिक्षा पाते हैं, जहाँ माता-पिता उन्हें अच्छा वातावरण देते हैं, वहाँ उनका आत्म-सम्मान बढ़ा हुआ मिलता है। उनमें स्वाभिमान भी होता है। हमें चाहिए कि बच्चों को अच्छी शिक्षा दें, वैज्ञानिक सोच दें। बचपन में उन्हें जितना साम्प्रदायिक विचारधारा से बचाया जाये, उतना ही अच्छा है। जिन सवालों का उत्तर हम नहीं दे पाते हैं, उन्हें ईश्वर पर छोड़ कर, बच्चों की जिज्ञासा पर ताला लगाना उचित नहीं है। स्वयं अन्धविश्वास रखना, भाग्य भरोसे रहना तथा अनावश्यक कर्मकाण्ड बच्चों को सौंपना, जन्म-पत्री लिये-लिये फिरना, बच्चों का भविष्य पूछते फिरना सबसे बड़ा अपराध है। ऐसा करके हम जान-बूझ कर बच्चों से उनका आत्म-विश्वास ही नहीं, ख़ुद का आत्म-विश्वास भी छीन रहे होते हैं।

अपना सम्मान स्वयं करें

'आत्म विश्वास' जहाँ सफलता सौंपता है, वहाँ 'स्वाभिमान' उत्कृष्टता सौंपता है, व्यक्तित्व सौंपता है। जब हम अपना सम्मान करते हैं, अपने आपको दीन-हीन याचक नहीं पाते हैं, तब हमारी रीढ़ की हड्डी सीधी खड़ी होती है। हम जहाँ, खम्मा अन्नदाता..., हुज़ूर मुजरा..., यस सर... शब्दों से परे चले जाते हैं, अपने विकास का पथ स्वयं निर्धारित कर लेते हैं, वहीं हम उसके योग्य भी हो जाते हैं। भाषा के स्तर पर अनावश्यक चापलूसी से बचें। हम सही बात को विनम्रता से भी कह सकते हैं।

यह सच है, जहाँ परिस्थितियाँ मनुष्य के स्वाभिमान को प्रभावित करती हैं, वहीं

मनुष्य भी परिस्थितियों को प्रभावित कर सकता है। रानी लक्ष्मीबाई, विवेकानन्द, महात्मा गाँधी, सुभाषचन्द्र बोस, भगत सिंह, मुंशी प्रेमचन्द, ध्यानचन्द, और भी नाम हैं, जिन्होंने अपने स्वाभिमान से, समकालीन समाज के रूपान्तरण में योगदान दिया। भय और प्रलोभन से मुक्त जीवन ही आत्म-सम्मान सौंपता है।

अगर व्यक्ति, बदले स्वरूप में, समाज में स्वाभिमान को पा लेता है, तो उसकी व समाज की परिस्थितियाँ भी बदल सकती हैं। आज भारत को स्वाधीनता मिल गयी है, पर स्वाभिमान नहीं मिला है। स्वाभिमान की प्राप्ति ही मौलिक परिवर्तन में सहायक होगी। हम हमेशा दूसरों के बारे में ही सोचते रहते हैं, दूसरों में ही परिवर्तन चाहते हैं, अपने आप में नहीं। दूसरों का भी बुरा अधिक सोचते हैं। पुरुषार्थ की अवहेलना ही हमारी ग़ुलामी, हमारे पतन का कारण रहा है। हम हर तरह से चाहे सही हो, ग़लत हो अपना काम निकालना ही सफलता मान बैठे हैं। जो समाज जितना ग़लत कार्य करता है, वह उतना ही धर्मभीरु होता है।

फिर हम चाहते हैं, हमारे बच्चे भी हमारा अनुकरण करें। क्या यह उचित है? हम स्वयं अपने आपको सम्मान नहीं दे पाते हैं, अपनी अच्छाइयों को भगवान को या किसी गुरु को सौंप कर दीन-हीन बना रहना चाहते हैं। चाहते हैं उनकी कृपा से, हमारी कमियाँ अपने आप दूर हो जायेंगी। तथाकथित गुरु भी हमें आश्वस्त करते रहते हैं। परिणाम यही है, हम मात्र भीड़ की एक भेड़ ही रह जाते हैं। आप साधु महात्माओं के चक्कर लगाने लग जाते हैं। अपने आपको हीन मान लेते हैं। ज्योतिषियों का बाज़ार इसीलिए पनप रहा है। बेपढ़े-लिखे लोग तन्त्र-विद्या के नाम पर लूटमार करते हैं।

स्वयं को प्यार करें

इसीलिए कहा जाता है, अपने आपको प्यार करो। अपनी अच्छाइयों का प्रशंसक बनो, अपनी कमियों को स्वीकार करो, स्वीकार की गयी भूल फिर दुबारा नहीं होती है। इससे मन शक्तिशाली बनता है। अपना आकलन खुद करें, तब हम अपनी क्षमता को सही-सही जान सकते हैं। अपने आपसे लड़ो मत। संघर्ष करोगे तो टूट जाओगे। स्वयं से प्रेम करो। स्वयं को समझो। कमी दिखती है, तनाव में जाने की जरूरत नहीं है। अपने आपको प्यार से समझाओ। हम ही अपने

मित्र हैं, हम ही अपने दुश्मन हैं, यही सार तत्व है। इस तरह प्यार बढ़ेगा। फिर परिस्थितियाँ भी बदलने लग जायेंगी। कल तक दासता भले ही रही हो, आज तो स्वाभिमान की सुगन्ध प्राप्त हो सकेगी। हमारा आत्म कोई पत्थर नहीं है, यह हमारे ही विचारों से बना है। हम इसे बदल सकते हैं। वह शक्ति हमारा ज्ञान है, हमारा पुरुषार्थ है, हमारा विवेक है, हम उसका आदर करें, उसके बताये मार्ग पर चलें, हमें सफलता अवश्य मिलेगी।

2

आत्मविश्वास कैसे बढ़ायें?

आत्मविश्वास क्या है?

आत्मविश्वास के लिए अँग्रजी भाषा में 'सेल्फ कांफिडेंस' शब्द का प्रयोग होता है। सेल्फ से अभिप्राय है, आप क्या हैं? इसके लिए हिन्दी भाषा में 'आत्म' शब्द का प्रयोग होता है।

'आत्म', 'आप', अपने आपको कहते हैं। आपकी अपनी आदतें हैं, रुचियाँ हैं, विचार हैं, स्वभाव है, जिसे आप अपने आपको दूसरों से पृथक मानते हैं, पृथक इकाई के रूप में पाते हैं। जहाँ तक शरीर का सवाल है, शारीरिक क्षमता सबकी समान है, इसमें प्रकृति ने कोई भेद-भाव नहीं किया है, रंग-रूप, कद, काठी, गुण सूत्रों पर आधारित हैं। फिर आपका मानसिक व बौद्धिक विकास प्रारम्भ होता है। संस्कार तथा सामाजिक परिवेश आपके निर्माण में सहयोग देते हैं। इस पर एक लम्बी बहस हुई है, कौन अधिक प्रभावशाली है? हम दोनों का ही योगदान स्वीकार करते हैं।

व्यक्ति, व्यक्ति में भेद रहता है। एक ही घटना का समाज पर अलग-अलग प्रभाव पड़ता है। जिसका जैसा परिवेश-संस्कार होती है, वह उसी के अनुरूप प्रतिक्रिया करता है। कोई घटना की प्रतिक्रिया में शान्त रहता है, कोई उत्तेजित हो जाता है। शारीरिक क्रिया बाद में घटती है, पहले 'क्रिया' चेतना के धरातल पर होती है। 'मन' तिनके की तरह हवा में उड़ जाता है।

शास्त्र कहते हैं, 'सबसे कठिन कार्य इस मन को नियन्त्रण में रखना है'। हर व्यक्ति की बुद्धि अलग-अलग होती है। उसकी सोच अलग-अलग होती है। उसका व्यवहार भी अलग-अलग होता है। 'हम जो कार्य कर रहे हैं, वह सही है, उसके करने का तरीक़ा सही है, हम उसे कर पायेंगे, रास्ते में कितनी भी बाधाएँ आयें, हम लड़खड़ायेंगे नहीं', हमारी यह सोच, हमारा आत्म-विश्वास कहलाता है। अपनी क्षमता के प्रति आश्वस्त होना और लक्ष्य को पाने के प्रति संयम और कठोर परिश्रम आत्म-विश्वास की पहचान को स्पष्ट करते हैं। इसीलिए हम सबके भीतर, आत्म-विश्वास की जो भावना होती है, उसमें गुणात्मक भेद होता है।

कहीं खोया हुआ मन

मैं प्राध्यापक के पद पर कार्यरत था। मेरे ही पड़ोस में प्रो. शर्मा रहते थे। चार विषय में उन्होंने एम.ए. किया था। अस्त-व्यस्त-सी वेश-भूषा तथा हर वक़्त कुछ न कुछ सोचते रहते थे। मुझसे मकान मालिक ने कहा कि इनके रहने का तरीक़ा भी सही नहीं है, वह मकान ख़ाली करवाना चाहता है। मैंने उनसे बात करनी चाही। उनके हाथ में बैंक की तीन या चार पासबुकें थीं। हर बैंक में उनका खाता था, पोस्ट ऑफ़िस में बचत खाता था। पूछने पर बातों से पता लगा, उन में असुरक्षा का भाव बहुत अधिक था। वे घर का ताला भी चार-पाँच बार खींच कर देखते थे। फिर आधे रास्ते से वापस आकर ताला खोल कर भीतर कमरों को बन्द कर आते थे, फिर ताला लगाते। कक्षा में भी वे बोलते कुछ और थे, सोचते कुछ और थे। साइकिल पर बाईं तरफ़ चलते-चलते अचानक दाईं तरफ़ मुड़ने में कभी-कभी गिर भी जाते।

मैंने उस दिन पूछा- 'क्या सोचते रहते हैं?'

'कुछ नहीं।'

'आज आप जल्दी घर जा रहे हैं।'

'नहीं तो... क्लास ख़त्म हो गयी है।'

उन्होंने अपनी घड़ी की तरफ़ देखा, फिर मेरी घड़ी की ओर।

'हाँ... हाँ..., मेरी घड़ी बन्द है, कल से ही बन्द है।'

देखा, उनकी आँखें चल रही थीं, वे होठों से कुछ बुद-बुदा रहे थे ... अँगुलियाँ घूम रही थीं।

'अधिक क्यों सोचते हो?'

'कहाँ... ?'

वे हँसे और बुदबुदाते हुए आगे बढ़ गये।

वे चार विषय में एम.ए. थे, पर शायद ही कभी पूरी तरह से कोई क्लास ले पाये हों। जब बैठते, उनकी टाँगें हिला करतीं। अँगुलियाँ हवा में कुछ न कुछ लिखा करतीं। मैंने एक बार उनका व्याख्यान रखवाया था। सबने समझाया था कि असफल हो जाओगे, प्रयोग मत करो। पर मैं देखता था, वे हमेशा पुस्तकालय में पढ़ते ही मिलते थे। उन्होंने मना कर दिया। वे घबड़ा गये थे। मैंने बहुत आग्रह किया, और कहा-

'आपने बुद्ध-धर्म पर बहुत काम किया है, आप कुछ कहें, वहाँ सब आपको सुनने आयेंगे।'

उसके बाद कुछ दिन वे मुझे दिखायी ही नहीं दिये। उधर व्याख्यान का समय भी पास आ गया था। मुझे आज भी याद है, जब उनका व्याख्यान शुरू हुआ, शुरू के पाँच मिनट ही उनके लिए बोझिल रहे, वे लड़खड़ा गये थे, पर हम लोग शान्त थे। उसके बाद वे घण्टा भर बोले। सम्भवत: वह अविस्मरणीय व्याख्यान था। दर्शन, इतिहास, पुरातत्व सभी को समेटते हुए वो बोले थे और उसके बाद उनकी किसी कक्षा में शोर होता नहीं सुना गया। विद्यार्थी यही पूछा करते थे, 'सर! पहले क्यों नहीं पढ़ा पाते थे?'

यह कमी क्यों हैं?

हमारा सहज स्वभाव हो गया है, जो भी सुना गया है, देखा गया है, इन्द्रियों ने जो भी संकेत दिया है, उस ज्ञान को तत्काल रेखांकित कर देना। उसे चिह्नित कर देना। फिर वही हमारी विचारणा का कारण बन जाता है। हम सोचते हैं कि नहीं सोचेंगे, लोगों को नहीं बतायेंगे, अपनी प्रतिक्रिया नहीं देंगे, तो हमें अज्ञानी समझा जायेगा। हम यह भी भ्रान्ति पाल लेते हैं कि जितना हम सोचेंगे हमारा मन उतना ही ताकतवर होगा, पर यह सही नहीं है।

हम मन की गति को बढ़ाये जाते हैं। हम सोचते हैं, जितनी मन की गति बढेगी, उतनी ही मानसिक शक्ति बढ़ेगी। परन्तु स्थिति सर्वथा इसके विपरीत है। जितनी मन की गति कम होगी, उतनी ही मन की शक्ति बढ़ती जाती है। निरन्तर सोचता हुआ मन हमेशा खोया हुआ ही रहता है। उसमें कभी सतर्कता नहीं रहती। हर काम अपने आप ही होता रहता है, सही है या गलत है, हमें इसका पता ही नहीं रहता।

इस बात को यों भी कहा जा सकता है कि मन एक फिरकनी की तरह है। फिरकनी को बाह्य बल से घुमाया जाता है। जितना बल लगाया जाता है, उतनी ही तेज़ गति से फिरकनी घूम जाती है। बल हटा कि फिरकनी गिर जाती है। विचारों के आते ही, मन तेज़ी से घूमने लग जाता है। मन की गति चक्राकार बहती है, जितने विचार आते हैं, वे इसकी गति को और बढ़ा देते हैं। इस प्रकार निरन्तर यह फिरकनी घूमती जाती है।

हम जब सोते हैं, तब यही मन सक्रिय होता हुआ स्वप्न-सृष्टि करता है। जागृति में प्रभावी रहता है। विचारणा के स्तर पर सक्रिय रहता है, तिनके की तरह यहाँ से वहाँ तक भागा करता है तथा स्वप्न में भी हमें गतिशील रखता है। हम अपने आपको कभी यहाँ, कभी वहाँ, कभी इस रूप में, तो कभी उस रूप में पाते हैं। इसे ही मन की अस्थिरता कहा जाता है। जितना मन अस्थिर होता है, उतना ही आत्मविश्वास भी कम होता है। मन जितना शान्त होता जाता है, उतना ही वह शक्तिशाली होता जाता है। शक्तिशाली मन ही आत्म-विश्वासी होता है।

हम क्या करें?

हम जब अपने को स्वाभाविक क्रिया में रख कर अध्ययनशील होते हैं, तो पाते हैं कि यह हमारी स्वाभाविक क्रिया ही तो है कि हम हमेशा प्रतिक्रिया में रहते हैं। जो भी घटा है, उसे तुरन्त चिह्नित कर देते हैं। कोई भी विचार, बार-बार दोहराया जाता है, तो वह अन्तर्मन का हिस्सा बन जाता है। यह जैविक गुण-सूत्र भी है तथा यह हमारी मानसिक, बौद्धिक शक्ति का आधार भी है। यह एक जड़ इकाई नहीं है, यह निरन्तर बदलता रहता है। जैसे एक गिलास दूध में गुलाबी रंग डाल दें, उसे हिलाएँ तो पूरा गिलास रंगीन हो जाता है। उसी प्रकार हमारे भीतर यह 'रंग' हमारे स्वभाव को बदलने में महत्वपूर्ण योगदान करता है।

हम क्या करते हैं ?... जो भी सुना, देखा, पढ़ा... उसे, उस घटना को तुरन्त चिह्नित कर देते हैं। यह अच्छा है, यह बुरा है, यह ऐसा है...। उस घटना को, विचार को हम मान्यता देते हैं। वर्ना वह तो उठेगी और गिर जायेगी। उस घटना को महत्वपूर्ण और महत्वहीन बनाने का उत्तरदायित्व हमारा है। इसीलिए कहा जाता है- 'जो ग़लत है, नीतिसम्मत नहीं है, इससे दूर रहा जाये। उस घटना पर बार-बार चिन्तन नहीं होना चाहिए। हम जिसे भी अपने चिन्तन में ले जाते हैं, वह विचार फिर हटाये नहीं हटता'।

यह एक निरन्तर गतिशील प्रक्रिया है। हमें यहीं सतर्क रहना है। हर जगह मन को उलझाये रखते हुए, हर बात को पकड़ने की अपनी आदत पर नियन्त्रण रखना होगा। हमारे भीतर जो अस्थिरता है, जो हमें कहीं भी स्थिर नहीं रहने देती, जो हमारे व्यक्तित्व-विकास में बाधक है, इस आदत को कम करने का एक ही उपाय है कि जो भी क्रिया हमारे सामने हो, मन को अधिक से अधिक वहीं रखने का प्रयास किया जाये। चाहे हम पुस्तक पढ़ रहे हों या कम्प्यूटर पर काम कर रहे हों या खेल रहे हों। हम जिस किसी भी क्रिया के साथ हों, मन अधिक से अधिक वहीं रहना चाहिए। इससे मन शक्तिशाली होता है, आत्म-विश्वास बढ़ता है।

हर जगह हम दुखी क्यों हों?

पुरानी घटना है। विवाह कार्यक्रम में भोजन के लिए गया हुआ था। पाराशर जी मिल गये।

मैंने कहा- 'बहुत सुन्दर आयोजन किया है।'

वे बोले- 'इन्होंने बहुत पैसा कमाया है, अब शान-शौक़त दिखा रहे हैं।'

मैंने कहा- 'इनका लड़का भी बड़ा अफ़सर हो गया है। वह भी कमाता है, बहू भी कमाती है। एक ही लड़की है, अपना फ़र्ज़ निभा रहे हैं।'

वे बोले- 'हाँ, आपको पता है, शादी तो लड़की ने पहले ही कर ली थी, ये तो सामाजिक-व्यवहार बना रहे, उसी इज़्ज़त को बचाने का ढकोसला है।'

'अच्छा! यह मुझे पता नहीं था', ...मैंने कहा और मैं आइसक्रीम के काउण्टर की तरफ़ बढ़ गया। वे भी साथ में थे।

'आप भी लेंगे?' ...मैंने पूछा।

बोले- 'मन तो नहीं था, पर आप कहते हैं, तो ले लेता हूँ। ...हूँ, पैसा तो पानी की तरह बहाया है।'

वे सचमुच बहुत दुखी थे। मुझे लगा शायद ये वहाँ नहीं जाते तो बहुत सुखी रहते। ऐसा क्यों है? हम जहाँ हैं, वहाँ भी एक पल नहीं रह पाते। हर जगह हमारा मन उधेड़-बुन में लगा रहता है। हम हर जगह अशुभ और अमंगल की ही तलाश करते रहते हैं। होना तो यही चाहिए कि हम जहाँ भी हों, वहीं रहने का अभ्यास रखें। वर्तमान में रहना ही, आत्म-विश्वास पाने का पहला क़दम है।

वर्तमान में रहें

...आपको वर्तमान में कौन नहीं रहने देता?- वह है, ...आपका मन, ...आपका स्वभाव, ...निरन्तर कतर-ब्योंत करने की आदत।

आप प्रयोग करें..., आप कुछ सुनें..., आप कुछ देखें..., नाम न दें दृश्य को, शब्द को स्वत: अपना रूप, अपना सौन्दर्य खोलने दें, आप शान्त रहें, उसे चिह्नित नहीं करें।

आपने यह जो संग्रह करने की क्षमता विकसित कर रखी है, इसके कम होते ही क्या होगा? आपकी सृजनात्मकता का विकास होगा। जब आप देखें, तो बस देखें, कुछ सोचें नहीं। जब आप सुनें तो बस सुनें, सोचें नहीं। जब सोचें, एक ही बिन्दु पर पूरी तरह सोचें। आपको स्वत: लगेगा कि आपकी मानसिक शक्ति बढ़ने लगी है। आप सही सोचने लगे हैं। आप जो भी कार्य हाथ में लेते हैं, उसे पूर्णता तक पहुँचाते भी हैं। आपके चिन्तन का केन्द्र जो बाहर था, वह अब आपके पास ही आ जाता है।

आप जो निरन्तर दूसरों को देखने की ही कोशिश में रहते हैं। आप दूसरों में ही रहते हैं तथा दूसरे आपके भीतर रहते हैं, यही आपके भीतर संसार की उपस्थिति है, जो आपकी क्षमता के विस्तार को रोकती रहती है। इसके प्रति सतर्कता व सजगता ही ध्यान है, यही जागरूकता कहलाती है।

आप अपनी समस्याओं का समाधान पाने के लिए गुरु, मन्दिर, किसी सन्त की शरण में जाते हैं, उनसे परामर्श करते हैं या अपनी असफलता तथा असमर्थता का कारण किसी और को ठहराते हैं। ज्योतिषी या वास्तुविद इसका कारण बाहरी

ग्रह-नक्षत्रों की दशाओं पर ठहराता है, पर मूल कारण आपही हैं, यह आपको पता नहीं चलता। अपनी की गयी भूल को मान लेना और पूरे परिश्रम से प्रयास करना ही साध्य होना चाहिए। परन्तु ऐसा होता नहीं है, हम वर्तमान में रह ही नहीं पाते हैं।

यही हमारा बाह्य मन है, जो निरन्तर सजग रहता है। गतिशील रहता है। यह मन ही हमें हराता है, यही हमें विजय दिलाता है। हमारा आत्म-विश्वास, यहीं पैदा होता है। इसके हारने से हम हार जाते हैं, इसके जीतने से हमारी जीत हो जाती है। तब हम निर्णय करने से चूक जाते हैं, असावधानी में आ जाते हैं। अपने आपको भला-बुरा कहने लग जाते हैं। इससे हममें हीन भावना जाग जाती है। हम उससे पीछा छुड़ाते हैं, असहज हो जाते हैं, तब अहंकार आकर सहायता करता है। हम बाहर के सब दरवाज़े बन्द कर लेते हैं। अपने आपको अपनी बनायी दुनिया में खींच कर ले जाते हैं। वहाँ अहंकार का दुर्ग बन जाता है, जिसके चारों ओर पाखण्ड की खाई बन जाती है। क्या सचमुच इस अवस्था में नहीं चले जाते हैं? यहाँ मात्र आत्म-हनन ही बचा रहता है।

सकारात्मक सोच

आजकल चिन्तक एक ही बात का आग्रह करते हैं– 'हम सकारात्मक सोच रखें'। हंस और काग का तुलनात्मक अध्ययन किया जाता है। कहते हैं, 'हंस' नीर-क्षीर विवेक रखता है, परन्तु 'काग' हमेशा गन्दगी पर चोंच मारता है। कहीं हमारी हालत भी वैसी ही तो नहीं हो गयी है। हम रात-दिन अशुभ और अमंगल की चर्चा करते-करते शुभ व मंगल से बहुत दूर तो नहीं चले गये?

हमारे समाचार-पत्र, दूरदर्शन के चैनल, रात-दिन मनुष्य के भीतर दबे अशुभ को ही तो बाहर आने के लिए उत्तेजना देते रहते हैं। चिन्तन का जो रस है, वह बार-बार अशुभ को ही तो सिंचित कर रहा है। हम कई बार जिसे अन्तरात्मा की आवाज़ कहते हैं, वह क्या है? वह कहीं हमारी इस दमित निरन्तर कामनाओं से उत्पन्न, जो हमारा आलोचक हमारे भीतर जागा रहता है, उसकी तो आवाज़ नहीं है।

शान्त मन से किये गये अवलोकन से हम उसका पता पाते हैं। वह और कहीं नहीं, हमारे ही भीतर दबा हमारे मन का नकारात्मक रूप है, जो अहर्निश जागा रहता है। वह हमारी हर क्रिया पर, हर मनोभाव पर लगाम कसे रखता है। जब वह

अपना दबाव हमारी किसी क्रिया पर डालने में असमर्थ हो जाता है, तब हम किसी पूर्व अवधारणा से बने बनाये वैचारिक दबाव से निकल कर, अपने स्वतन्त्र विवेक के अनुसार निर्णय लेने में सफल हो जाते हैं, तब सकारात्मक सोच पैदा होती है। सकारात्मक सोच में ढलता हुआ हमारा हर कार्य शुभ व मंगलमय बन जाता है।

तनाव भी वही है

मैं अपने आपसे बहुत परेशान रहा। दक्षिण भ्रमण पर गया था। 'कोवलम बीच' पर बैठा था... पूर्णिमा की रात थी, चाँद आकाश में उतर आया था... उसकी किरणें सागरतट पर लहरों के साथ खेल रहीं थीं...। अचानक वह अर्थात आलोचक मन आ गया। मुझे पता ही नहीं लगा, कहने लगा- '...तुम त्रिवेन्द्रम से टैक्सी करके यहाँ आये, वह टैक्सी वाला तुम्हें धोखा दे गया, तीन सौ रुपए ले गया, पचास रुपए में तो ऑटो से और दस रुपए में बस से आ सकते थे... तुम ध्यान रखा करो।'

मेरा चेहरा तन गया, मैं उस रात उस ठण्डी हवा, वह सागर तट सब भूल गया। तभी पास से नारियल के बन्दर बनाने वाला गुज़रा वह मेरे पास आकर बैठ गया, तब मेरा ध्यान गया। पर वह सागर, वह लहरें, वह चाँद मुझसे बहुत दूर जा चुका था। 'नहीं लेना बाबा! आगे जाओ...' मेरी आवाज़ पर मुझे ही सन्देह हुआ। क्या मैं इतना ज़ोर से भी बोल सकता हूँ? वह कौन है? काली घटा की तरह आता है। मेरा मन, मेरा प्राण, मेरा संगीत, मेरी सुगन्ध, उसकी क़ैद में हो जाती है। वह हमेशा कभी दूसरों के दोष देखते-देखते जब मुझ तक आता है, तो मेरी ही ग़लतियों को, जिन्हें मैं भूल गया था, रेखांकित कर जाता है। मुझे ख़ुश ही नहीं रहने देता। मेरी हर ख़ुशी में चुपके से आता है, ज़हर घोल जाता है।

नकारात्मक सोच ही 'अश्वत्थामा' है

मुझे तब उस आलोचक मन की पहचान मिली। जो सब जगह घूमता है... 'अश्वत्थामा'... महाभारत का पात्र है, उसे शाप मिला था कि उसकी मृत्यु नहीं होगी। वह घायल शरीर लिये मारा-मारा फिरता रहेगा। वह अश्वत्थामा और कहीं नहीं, हमारे शीश पर बैठा है। वह हमारी नकारात्मक सोच है। वह उदास आलोचक है, जो हमारे साथ निरन्तर रहता है। उसके पास निषेध ही निषेध है। यही कभी आपको प्रसन्न नहीं रहने देता है। हमारा सबसे बड़ा दुश्मन यही है।

जो व्यक्ति निरन्तर दूसरों की आलोचना में रहता है, वह बाह्य से हटते ही... अपनी आलोचना में डूब जाता है। कभी-कभी आत्म-प्रशंसा की लहर भी आती है, पर वह परदोष दर्शन में अधिक रहता है। इससे उसकी नकारात्मक सोच की छवि निरन्तर निखरती जाती है। यह निखार उसकी भीतर की मूरत को और अधिक कालापन देता जाता है। यही वह 'शैतान' है, जिसकी परिकल्पना पुरा-कथाओं में है। वह और कहीं नहीं, हमारे ही भीतर है, हमारा आलोचक मन है।

यह जितना बलिष्ठ होता जाता है, उतना ही हम शक्तिहीन होते जाते हैं। यह हमारी सारी सकारात्मक सोच को सोख लेता है। हमारी सृजनात्मकता अवरुद्ध हो जाती है। हम आत्महीनता की ओर बढ़ जाते हैं। आत्म-विश्वास चला जाता है, स्वाभिमान खो देते हैं। हम बाहर की दुनिया को जानते हैं? दूसरों के बारे में जानने को निरन्तर प्रयत्नशील रहते हैं, पर अपने बारे में सोचने का अवसर ही नहीं आता है।

विवेक का आदर

विवेक वर्तमान में रहने में सहायक रहता है। यह जो हमारी नकारात्मक सोच है, यह भूत और भविष्य में ही रहती है। भूत में यह जगह पाती है, शक्ति पाती है। वहाँ अन्धकार है, भविष्य का अन्धकार भी इसे प्रिय रहता है। प्रकाश सिर्फ़ वर्तमान में है। इसकी पहचान से जाना कि निरन्तर चिन्तन रत रहने से यह शक्तिशाली होती जाती है।

हम वही देखते हैं, जो देखना चाहते हैं, वही सुनते हैं, जो सुनना चाहते हैं। यह हमेशा हमारी सोच को कटघरे में रखता जाता है। हमारा जन्म, हमारा परिवेश, हमारी भाषा, हमारा धर्म, हमारे इस आलोचक को अपने हथियारों से लैस करते रहते हैं। हमारी मान्यता उसी के अनुसार बनती जाती है। न तो हम सही ढंग से समस्या का आकलन कर पाते हैं और न ही समाधान खोज पाते हैं। परिणाम यह होता है कि हम दूसरों के सहारे जो चलना शुरू करते हैं, वह सिलसिला कभी रुकता ही नहीं है, वही पूरी उम्र चलता रहता है। हमारी विचारणा का यह तरीक़ा हमें आत्म-विश्वास नहीं पाने देता है।

आत्मविश्वास कैसे बढ़े?

हमें हमारी अपनी आन्तरिक शक्ति का निर्माण करना है, यह शक्ति अगर विकसित

होती है, तो हममें आत्म-विश्वास बढ़ा होता है, हम कार्य का चयन करने में सफल हो जाते हैं, कार्य की पूर्णता को हम पा सकते हैं। हमें अपनी शारीरिक, मानसिक, बौद्धिक शक्ति का पता रहता है, तो हम बुद्धि-चातुर्य के जाल में फँस कर ग़लत कार्य करके अपने आपको न्यायोचित ठहराने का प्रयास नहीं करते हैं, वरन् सजग रहते हैं। विवेक का आदर कर, कार्य में पूर्णता पाकर शान्ति और शक्ति पाते हैं।

परन्तु जब हमारी यह शक्ति बन नहीं पाती है, तो हममें आत्म-विश्वास की कमी है, हम यह अनुभव करते हैं। आत्म-विश्वास पाने का एक ही मार्ग है कि हम सही सोचें, सही काम करें, सही तरीक़े से करें, सही अनुभव करें। सही की पहचान सभी को है। जो आत्म-विश्वासी है, वह सही मार्ग पर चलता है और यह भी उतना ही सही है कि सही मार्ग पर जो चलता है, उसे आत्म-विश्वास की प्राप्ति होती है।

3

मन की उदासी से बचाव

हमारा यह कहना कि वह (आलोचक मन) आया था, उसने कुछ ऐसी बातें कहीं कि उनके प्रभाव में आकर हम बह गये। वह हवा थी? आँधी थी? तूफ़ान था? हम तिनके थे या पौधे थे? जिनकी जड़ें गहरी नहीं थीं, टीन के तप्पड़ थे, जो अधर में टिके थे, उखड़ गये?

हमारी यही तो नियति हो गयी है।

हमारे विश्वास, हमारे नहीं है। हम दूसरों के आदर्शों को ओढ़ कर बैठ जाते हैं। हर पदार्थ का उसका अपना गुण होता है, जिसे हमें रसायन विज्ञान के प्रारम्भ में बताया जाता है। यही उसका धर्म कहा जाता है। इसी तरह मनुष्य का धर्म होता है। धर्म में मात्र स्वभाव रहता है। जिसने धारण कर रखा है या जिसे हमने धारण कर रखा है। हम जितने अधिक मानवीय होते हैं, उतने ही अच्छे इनसान हम माने जाते हैं। वहाँ स्वानुभव गहरा होता जाता है। यह मनुष्य के वे सार्वभौमिक गुण होते हैं, जो आत्म-विश्वास सौंपते हैं। यह आत्म-विश्वास, जितना घना होता जाता है, उतना ही आत्म-सम्मान बढ़ता जाता है।

बात साधारण-सी है, आप सम्मान को लेकर व्यथित हैं, पर यह पता कीजिए कि आप अपनी निगाहों में सम्मानित हैं या नहीं? आप जिन गुणों को दूसरों में देखना चाहते हैं, वे आपमें हैं या नहीं?

वह कौन है, जो आपको निरन्तर अपमानित करता रहता है, दीन व हेय बना देता है। जब उसकी इच्छा होती है, वह आपको आत्म-ग्लानि की कल्मष नदी

में डुबो जाता है। वही जब आपका सम्मान नहीं करता है, आपके स्वीकृत मूल्यों को स्वीकार नहीं करता है, तब फिर बाहर कौन करेगा ? और वह कहीं बाहर नहीं आपका आलोचक मन ही तो है। वही आपका मित्र कम, दुश्मन अधिक है। वह निरन्तर आपकी हर बुरी बात को, आपकी कमियों को निरन्तर नोट करता रहता है। आप दुनिया से लड़ सकते हैं, पर अपने आपसे नहीं।

उस दिन एक मित्र मिले। वे पिछले दिनों सकारात्मक सोच पर भाषण देने गये थे। अख़बार की कटिंग भी लाये थे। बोले–'लोग बहुत प्रभावित हुए हैं'।

मैंने पूछा– 'और आप ?'

'मैं तो भाषण देकर आया था'।

मैंने कहा– 'वही तो, आप स्वयं प्रभावित हैं या नहीं ?'

बोले– 'मैं बात समझा नहीं।'

'तो फिर ये कटिंग लेकर इधर-उधर जाने की क्या ज़रूरत है। सकारात्मक सोच, शान्ति की तरफ़ जाती है, प्रचार, यशप्राप्ति की नौका की सवारी के लिए नहीं। आपके भीतर कहीं बेचैनी है। आपने कहा, लोगों ने सुना। वे सुनें, यही आप चाहते थे, पर आप तो भूल गये ? इसमें आत्म-मुग्ध होने की क्या आवश्यकता है?'

वे नाराज़ हो गये, बुरा मान गये। मन अन्तर्मुखी नहीं होना चाहता, उसका स्वभाव ही बहिर्मुखी रहना है।

वर्तमान में रहना

उस दिन एक लेख पढ़ रहा था, 'वर्तमान में रहना चाहिए'। पर कैसे? वर्तमान क्या, वर्तमान में उपस्थित रहना परिस्थिति है या कुछ और ? अन्तर्मुखता ही वर्तमान की दहलीज़ है।

हम जब किसी क्रिया के साथ निरन्तरता में रहते हैं, तो कहा जाता है–हम वर्तमान में हैं। उस समय मन अधिक से अधिक वहीं रहे, जहाँ हम हैं। हमारा मन एक साथ दो काम कर सकता है। अत: जो भी कार्य हमारे हाथ में है, हम उसी में रहें। जब सोचें तो हम पूरी सतर्कता के साथ वहीं रहें। जब क्रिया भी नहीं है, हम अपनी तरफ़ से किसी बिन्दु पर सोच भी नहीं रहे हों, तब अधिक से

अधिक भीतर से चुप रहने का प्रयास करना चाहिए। यह सच है कि यह कठिन काम है, पर जब कम्प्यूटर पर हम काम करते हैं या क्रिकेट में बैटिंग या बॉलिंग करते हैं, हम अपने भीतर गहरी एकाग्रता और सतर्कता का अनुभव भी करते हैं। यही योग की उपलब्धि होती है।

अब आप स्वयं ही यह खोज कर सकते हैं कि आपको वर्तमान में कौन नहीं रहने देता है, वह कौन है? मन वर्तमान में रहे, जो भी क्रिया हो, छोटी या बड़ी, मन वहीं अधिक से अधिक रहे, जब क्रिया नहीं हो, मन निर्विचारता में रहे, यही वर्तमान में रहना है। निर्विचारता में मात्र वर्तमान रहता है। पर क्या यह सम्भव है?

मन निरन्तर सोचता रहता है। कहा जाता है, विचार ही मन है और विचार ही विकार है। मन जो अहर्निश गत्यात्मक है, क्या उसकी गति रुक सकती है? गति तो रुक नहीं सकती, पर उसका प्रभाव बदला जा सकता है। यह प्रभाव बदलना ही अन्तर्मुखता है। पर मन कभी भी विपरीत नहीं जाना चाहता। हज़ारों खूँटियाँ हैं, जो हमने ही बनायी हैं, सँभाल कर रखी हैं, वह इनसे उलझता जाता है। एक उखाड़ो, दूसरी उखाड़ो, उसे रोकने को एक न एक तो मिल ही जाती है।

हाँ, सकारात्मक सोच भी एक खूँटी है। नकारात्मक सोच भी एक खूँटी है। सत-असत, पाप-पुण्य, सच-झूठ, ये खूँटियाँ सहज और स्वाभाविक ही हैं। आप एक को उखाड़ दें, दूसरी पर टँक जाते हैं। दूसरी का अस्तित्व तो पहले से ही है। या तो दोनों ही रहेंगी या दोनों नहीं रहेंगी।

अत: जब आप सकारात्मक सोच की चर्चा करते हैं, तो आप नकारात्मक सोच से बच नहीं सकते। वह खूँटी भी अन्त:करण में रहेगी, भले ही छोटी हो जाये। हाँ, अनुकूल वातावरण पाकर, वह फिर से बड़ी होकर खड़ी हो जायेगी, यह प्राकृतिक विधान है।

इसी लिए हर आदर्श का पर्यवसान (अन्त)पाखण्ड में हो जाता है। क्यों कि आदर्श हमेशा यथार्थ की अवहेलना करके ही जन्मता है। तो फिर क्या किया जाये? हाँ, नकारात्मक सोच से सकारात्मक सोच बेहतर है और उससे बेहतर है, वर्तमान में रहना। वर्तमान में दोनों ही सोच और उनका दबाव अनुपस्थित है।

परन्तु जैसा हमने पहले विश्लेषित किया, वर्तमान में रहना सरलता से सम्भव नहीं हो पाता है। यह सत्य है कि वहाँ आत्म-विश्वास भी है, आत्म-सम्मान

भी है और आत्म-कृपा भी है। हम सब यह पाना चाहते हैं, अपने जीवन को बेहतर, बहुमूल्य और अपनी दृष्टि में सम्मानित देखना चाहते हैं। तो पहले अपने घर को देखना होगा। घर अव्यवस्थित है। हममें आत्म-विश्वास की कमी है। प्रतिकूल परिस्थितियों से हम भयभीत हो जाते हैं। उत्तेजित हो जाते हैं। साथ ही अविवेकपूर्ण कार्य भी कर जाते हैं। हमारी यही स्थिति है, तो हमें गम्भीरता से इस पर विचार करना होगा।

यह सब जो खूँटियाँ, हमने अन्त:करण में मज़बूती से गाड़ रखी हैं। जहाँ मन के अटक जाने का ख़तरा हमेशा बना रहता है, मन का वहाँ चिपट जाना, उसकी आदत है... और हम निरन्तर चिन्तन से इन खूँटियों को और मज़बूत करते रहते हैं। हम कितना भी 'कर्म काण्ड' में समय व्यतीत करें, कितना भी अन्य उपायों से अपने दूर किसी काल्पनिक जगत की चर्चा कर भजन-कीर्तन करें, उससे कोई लाभ होने वाला नहीं है। इससे आप अपने वास्तविक स्वरूप से हट कर काल्पनिक दुनिया में भटकना शुरू कर देते हैं। गहरी समझ ही इन खूँटियों को उखाड़ने में सफल होती है। समझ ही पथ देती है, लगन आगे बढ़ाती है और वर्तमान में रहने के स्वभाव के बढ़ते ही खूँटियाँ स्वत: उखड़ने लग जाती हैं।

नकारात्मक सोच का प्रभाव

नकारात्मक सोच से हमारा पहला मुक़ाबला होता है। यह रात-दिन हमारे साथ रहता है। हम कोई भी कार्य करना चाहें, तो यह सबसे पहले आता है। यह हमारे जन्म के साथ, अपनी बुनावट साथ लाता है। फिर परिवार के संस्कार एवं शिक्षा उसे और मज़बूत करते हैं। यह हमारा और सबका निन्दक है, जो हमारे साथ रहता है।

हम कोई भी काम करना चाहें, यह पहले आता है, टोकता है। भय व असुरक्षा इसके हथियार हैं। इसके पास सूचनाओं का बहुत बड़ा संग्रह होता है। यह तत्काल सब अतीत की बातें याद दिला देता है। उत्साह को तुरन्त भंग कर देता है। यह चित्त में अच्छी बातें कभी उठने ही नहीं देता। इसके बारे में महाभारत में 'अश्वत्थामा' पात्र की चर्चा आती है। यह वही है, जिसका शीश 'भीम की गदा' से रक्त-रंजित है। शीश पर अहंकार भी होता है और विश्वास भी। यह आहत अहंकार है। दुख और तकलीफ़ में ही यह हमारा निन्दक निवास करता है। कहीं से ख़ुशी भी आ जाये, तो यह दुख के बीज तलाश करता फिरता है।

उस दिन पड़ोसी के घर जाना हुआ। उनके यहाँ मेहमान आये हुए थे। भोजन का आमन्त्रण था। बाहर तक खुशबू आ रही थी। वे बाहर ही बैठे थे। स्वागत किया। बोले– 'बाहर ही बैठ लेते हैं'। मैंने कहा– 'भीतर चलते हैं... अन्य मेहमान भी हैं'। वे बोले– 'पत्नी के रिश्तेदार हैं, उनकी ख़ातिर हो रही है'।

मैं अवाक रह गया। वे बाहर बरामदे में अकेले नहीं बैठे थे। उनका निन्दक भी उनके साथ था। भोजन वहाँ सचमुच स्वादिष्ट बना था, पर उनका चेहरा जो तना, वह कोमल नहीं हो पाया, उस निन्दक ने उन्हें इस स्वाद-ग्रहण से दूर ही रखा।

रास्ते में मैंने, अपने भीतर के इस आलोचक से कहा– 'तुमने भी मुझे बहुत दुख दिया है...'। अपने इस निन्दक से यह मेरी पहली और गहरी मुलाक़ात थी। मैं जब भी, जहाँ भी बैठता, ...किताब पढ़ता, ...दफ़्तर में पत्रावली देखता, ...वह चुपचाप चला आता। ऐसा धक्का अचानक आकर देता कि पता ही नहीं चलता, मैं न जाने कहाँ से कहाँ चला जाता। लगता मुझसे अधिक न तो कोई दुखी है, न ही कष्ट में है तथा जो भी मेरे परिचित हैं, सब मेरा शोषण करने के लिए ही हैं।

वह हमेशा अपने बचाव की मुद्रा में रहता। उसकी भाषा अन्य के प्रति आक्रामक थी। मेरे स्वयं के प्रति भी उपेक्षित रहती। जब भी उत्साह जागता, वह उदासीनता की लहर ले आता। वह मेरी अतीत की ग़लतियों का पूरा ब्यौरा मुझे दे जाता। एक अनाकांक्षित भय व्याप्त हो जाता। एक के बाद दूसरी दुखदायी स्मृतियाँ, जिन्हें मैं भूलना चाहता था, वह आकर याद दिला जाता। जिनसे भी बाहर बात करता, ...मैं पुरानी बातों को दोहराता। लोग मुझे सहन करते, ...बर्दाश्त करते, ...पर वह मुझे हमेशा अपने आपको न्यायोचित ठहराते हुए, मुझे ही आत्महीनता की दलदल में ढकेल आता।

मैं उस दिन कार्यालय में बैठा था। बाहर खिड़की से जाती हुई नयी कार दिखी। ए.सी. कार थी। देखा, मेरा मित्र ही लेकर इधर आ रहा है। उसके आने से पहले ही मेरा निन्दक आ गया। वह मुझे बहाकर ले गया। पर हम दोनों मित्रों ने साथ-साथ नौकरी बहुत की थी। अचानक स्मृतियों का पिटारा खुल गया। वह ढूँढ़-ढूँढ़ कर, उन घटनाओं को याद दिलाता रहा, जिन पर मेरे मित्र के द्वारा मुझे कष्ट पहुँचाने का ब्यौरा अंकित था।

अचानक लगा, लहरें उठ रही हैं, उठती जा रही हैं, मैं तिनके-सा उड़ रहा हूँ, मेरी आँखें बन्द होने लगीं, ...मेरी गर्दन पीछे की सीट पर टिक गयी, ...तभी मेरा हाथ घण्टी पर चला गया, ...हाथ हटा ही नहीं, ...घण्टी बजती रही, ...'क्या हुआ, साहब!' ...आवाज़ आयी। 'पानी...'! –मैं बोला। तब तक मेरा पी.ए. भी आ गया था। बोला – 'साहब तबीयत तो ठीक है?' मुझे तब ध्यान आया, ...हाँ, हाँ, मैं लौट आया था।

तब जाना, ...वह बहुत ही शक्तिशाली है। उसका अपना अस्तित्व है, जिसे मैंने ही अपने चिन्तन से खड़ा किया है। बार-बार चिन्तन से वह आदर पाकर मज़बूत होता जाता है। हम उसकी बात सुनते भी हैं और अमल में भी लाते हैं। क्या उसके इस जाल से, दबाव से मुक्त हुआ जा सकता है? यही प्रश्न मेरे सामने उपस्थित था। मेरे सामने यही सवाल आ खड़ा हुआ था कि मैं उसकी बात सुनता ही क्यों हूँ?

बचने का उपाय

महात्मा गाँधी ने 'असहयोग' आन्दोलन चलाया था। मुझे 'असहयोग' शब्द प्रीतिकर लगा। वह आता, ...बैठा रहता, ...बुदबुदाता, ...कुछ कहना चाहता, ...पर मैं उसकी ओर ध्यान नहीं देता। उसकी ओर ध्यान देना, खूँटी का सहारा लेना है। खूँटी का सहारा लेते ही वह ताक़तवर होकर फैल जाता है। मैंने इस अस्त्र (असहयोग) का प्रयोग करना सीखा। उसके साथ सहयोग करना बन्द कर दिया। तब! जो भी क्रिया थी, वहीं अधिक से अधिक रहने का अभ्यास रखना, उसे बढ़ाने का प्रयास किया। मन को वहीं रखा जाये यही प्रयास रहा।

पर हाँ, हम उसे पहचानेंगे ही नहीं, ...तब फिर हम न तो उसके प्रभाव को छोड़ सकते हैं, न ही हम नकारात्मक सोच से बाहर आ सकते हैं। उसकी पहचान हमें ही करनी है। नकारात्मक सोच, उसकी पहली पहचान है। यह जहाँ हमें असफलता का भय, अपयश, असुरक्षा, तनाव, अपराध-बोध, पाप ग्रन्थि, अस्वीकृति का भय आदि की ओर ले जाती है, वहीं यह निन्दक, सकारात्मक सोच के रूप में सही होने का भ्रम भी पैदा कर देता है, ये सभी खूँटियाँ हैं, जो हमें वर्तमान में नहीं रहने देती हैं। हमारा जो आलोचक 'सोच' के रूप में हमारे साथ निरन्तर रहता है, उसके ही ये दोनों रूप हैं। सकारात्मक सोच, नकारात्मक

सोच से बेहतर है, सुख-शान्ति की ओर ले जाने में सहायक है, परन्तु जैसा 'गीता' में कहा है – 'इस स्थिति को पाकर जो विमोहित नहीं होता है...', यहाँ विमोहित होने की सम्भावना अचानक बढ़ जाती है। आत्म-सम्मोहन, आत्म-विश्वास नहीं है। और जहाँ आत्म-विश्वास नहीं है, वहाँ आत्म-सम्मान भी नहीं है।

'सोच' ही वह खूँटी है, जो निन्दक को निरन्तर पोषाहार देती रहती है। चलिए-कुछ प्रयोग कर के देखें:

उस दिन घर में घुसा ही था कि लगा, अन्दर कोई है। ज़ोर-ज़ोर से बातें हो रहीं थीं, आवाज़ें बाहर आ रही थीं। देखा, पड़ोसी शान्ति जी हैं। भीतर हलचल हुई। यह वही औरत है, जो उस दिन बाज़ार में किसी अन्य पुरुष के साथ थी, ...कौन था वह इसका? छाती पर हाथ रखा, चेहरा तनता-तनता रुका, अचानक मुस्कराहट आ गयी। लहर जो उठी थी, अचानक बिखर गयी।

'नमस्कार,' वे बोलीं। मैं अपने कमरे में अटैची रखने चला गया।

चाय आ गयी थी। तभी आते ही लहर फिर आयी, निन्दक होठों पर आकर बैठ गया, ...मैंने उसे देखा, ...वह बन्दर की तरह झपट्टा मारने को था। मैं उसकी ओर देखता रहा...'। मैंने उसके साथ असहयोग किया और पूरा ध्यान उस पर लगा दिया। अजीब-सी मेरी हालत थी। पत्नी ने पूछा- 'क्या सोच रहे हो?' 'कुछ नहीं...' -मैं बोला। तभी ध्यान सामने गया। सामने मेज़ पर कुछ सामान रखा था।

'यह क्या है?' -मैं बोला।

'तुम्हारा ध्यान तो कहीं और है। यह सामान भैया ने भेजा है, नागपुर से। शान्ति जी नागपुर गयी हुई थीं, कल ही लौटी हैं। इनके भाई भी आये हुए हैं, मिलने आयेंगे, कह रही थीं।'

'अच्छा', ...अचानक मैं लौट आया। निन्दक भी तब तक आ-जा चुका था।

तब लगा, निन्दक की पहचान, सबसे बड़ी पहचान है। वह 'विवेक' नहीं है। भुक्त-अभुक्त, दमित, आहत वासनाओं की स्मृति-सरिता है। हाँ, जब भी हम किसी से मिलें, जो पूर्वाग्रह हमने पाल रखे हैं, उनको सतह पर आने से रोकें, उनके प्रवाह में न बहें। भाषा के स्तर पर तो न आने दें। भाषा के स्तर पर आते ही निन्दक जीत जाता है। वह अपने दर्प से मदमाता है और आप बाद में पछताते रह जाते हैं।

उस परिस्थिति विशेष में अपने आपको सहज रख पाना ही साध्य है। तूफ़ान तो आ रहा है, पर आपको उखड़ना नहीं है। बहाव है, पर आपको बहना नहीं है। हाँ, मन में विचार के उठते ही निगाह रखें, क्या इस विचार का आना प्रासंगिक है?... उचित है?... अगर उत्तर 'नहीं' में आता है, तो तुरन्त हटा दें। मनोराज्य में भटकने की जो आदत है, उसे रोकें। यहाँ जितना सतर्क रह सकें, रहना है।

रात को जब बिस्तर पर जायें, एक बार अपने द्वारा किये गये कार्यों का विवेचन करें। उन्हें दोहरायें। किये हुए का लेखा-जोखा लें। कितनी बार यह अतिथि आया था? क्या-क्या कह रहा था? इसकी सोच, इसका आईना, इसका दबाव कितना उचित था, कितना अनुचित? अध्ययन करें। स्मृति ही उसका आधार है। वहाँ मात्र अन्धकार है। गहरी समझ जब जागृत होगी, तब हम अपनी इस कमज़ोरी से दूर आ सकते हैं। यह समझ ही वह पथ है, जो शान्ति की ओर जाती है। और तब स्वत: जिस निन्दक को आप बहुमूल्य मान कर चल रहे थे, उसकी निस्सारता का बोध आपको होने लगेगा। तभी विवेक जगता है।

विवेक वह है, जिसकी पहचान सबको है। जो हमेशा हमें 'सही रास्ते' की ओर ले जाता है। तभी आप अपने भीतर उस आत्म-विश्वास को पाने में समर्थ हो पाते हैं, जिसे आप चाहते हैं। इस निन्दक वृत्ति को अपनी शक्ति बनाते हुए, किस प्रकार से इसकी इस नकारात्मकता को आत्म-विश्वास में बदला जा सकता है? यही हमारी सफलता का आधार है।

4

पूर्वाग्रह ठीक नहीं

हमारा यह जो मन है, जहाँ भी जाता है, कुछ न कुछ वह निरन्तर वहाँ से संचित कर लाता है। उसकी यह क्रिया निरन्तर चलती रहती है। उसका ही एक स्वभाव वह नकारात्मकता है, जहाँ हर प्रकार का निषेध रहता है।

वह कहाँ रहता है? कब अचानक आकर हम पर हमला कर, आँधी की तरह हमें उड़ा कर ले जाता है, हमें पता ही नहीं रहता। एक रंग-सा आँखों पर छा जाता है। हम उसी के रंग में देखने लग जाते हैं। हमारा देखना भी प्रदूषित हो जाता है। जो दिख रहा है, वह हम नहीं देखते हैं, परन्तु जो हम देखना जिस तरह से चाहते हैं, वही देखते रहते हैं। फिर हम कहते हैं– 'हमें धोखा हो गया ...कोई हमें धोखा देकर चला गया'।

सही देखना

पर, अगर हमारा दर्शन ही अप्रदूषित होने लग जाये, तो फिर हमसे ग़लती नहीं होती है। पर क्या ऐसा होना सम्भव है?

पाकिस्तान के राष्ट्रपति आगरा आये थे। बड़े-बड़े पत्रकार उनसे हुई प्रेस-वार्ता में शामिल थे। वे उनकी 'शारीरिक भाषा' का रसास्वादन बेहद ही मनोहारी भाषा में कर रहे थे। वहाँ जो दिख रहा था, वे वह नहीं देख पा रहे थे, पर जो वह देखना चाह रहे थे, उसे उस रूप में प्रस्तुत कर रहे थे। उस घटना के बीत जाने के बाद अगर उन परिस्थितियों का विश्लेषण किया जाये, तो इस तथ्य व सत्य से आप परिचित हो सकते हैं। यह ग़लती मानवीय भूल नहीं है, वरन अहमन्यता

की ज़मीन पर उपजा दर्प का कैक्टस (एक कँटीला पौधा) होता है।

इसीलिए दर्शन हमेशा अप्रदूषित होना चाहिए। बिना किसी आग्रह-दुराग्रह से होना चाहिए। न तो आप इसे न्यायोचित ठहरायें, न आप इससे भयभीत हों, न लोभ में आयें। चाहे बाहर की घटना हो या आपके भीतर आपके मनोभावों या सपनों का चित्रण हो। आपको 'दर्शन' को प्रामाणिकता देनी ही होगी। जो देखा जाये वह अप्रदूषित हो। जो जैसा दिख रहा हो वैसा ही हो।इससे क्या होगा?

आप अपने इस आलोचक को, जो मन का ही हिस्सा है, उसे देख पाने में सफल होगें।

मन ही मन को देखता है

जब दर्शन 'शुद्ध' होता है, तब देखने वाला और दृश्य, जो दिखायी पड़ रहा है, तीनों पास आ जाते हैं। तीनों का जब एकीकरण हो जाता है, तब मात्र दृश्य ही रह जाता है। यही ध्यान की विधि है। ध्यान एक तकनीक है, जिसके माध्यम से हम अपने तनावों को कम करते हुए शान्ति व सृजनात्मकता को पा सकते हैं।

जब आपका 'अवलोकन' शुद्ध होने लगता है, ...अवलोकन अर्थात् मात्र देखना, तब आप अपने इस भीतर के दबाव को, जिसे हमने अपना आलोचक कहा है, जो मन का ही नकारात्मक रूप है, उसे देखने में आप समर्थ होने लगते हैं। उसे आप पहचानने लगते हैं।

अभी तक आप उसे अपनी अन्तरात्मा की आवाज़ कह कर, सन्तुष्ट हो रहे थे, ...आत्मा की आवाज़ विवेक है, ...तथा आपके इस बाह्य मन की आवाज़ यह आपका निन्दक है, जो निरन्तर विचारणा की तरंगों पर चढ़ कर आपके पास आता है। आपका पीछा ही नहीं छोड़ता। आप नहाते हैं, वह आपके पास खड़ा रहता है। आप खाना खाते हैं, वह पास बैठा अपनी राय देता रहता है। लगता है, आप देहधारी जीव हैं, वह आपका अदृश्य मालिक है। आप नाचते हैं, वह आपको नचाता है। वह बुदबुदाता है, आपके होठ हिलते हैं, फिर आप बोलते हैं। उसका हट जाना ही, अप्रसांगिक हो जाना ही, स्वास्थ्य का लक्षण है। 'स्वस्थ' शब्द बना है, जो 'स्व' में स्थित है। जो 'स्व' में स्थित रहता है, वहाँ इस बाह्य का नियन्त्रण नहीं रहता है।

प्रदूषित मन की पहचान

इसीलिए हम स्वयं अपने इस दुश्मन की पहचान सरलता से कर सकते हैं–

1. हम उसे सुनते हैं, ...उसे पहचानते हैं।

2. हम उसका आदर करते हैं।

3. हम उसके साथ बात करते रहते हैं। एक छोर पर वह होता है। वह सवाल करता है। हम उत्तर देते हैं या हम सवाल करते हैं, वह उत्तर देता है। वह तार्किक है।

4. हमारी स्मृति का अगाध भण्डार उसका सहायक है। उसके औज़ार बहुत ही तीक्ष्ण एवं मादक हैं।

इस दुश्मन की पहचान हो, और हम इसे पहचानने में सफल हो सकें, यही अभ्यास है।

हमारा यह आलोचक, जो हमारे ही मन का हिस्सा है, यह सारे संसार से निरन्तर जुड़ा रहता है। चिन्तन ही इसका भोजन है। यह वहीं से ही पोषण पाता है। आप निरन्तर जिससे बात करते हैं, वह यही है। 'आन्तरिक संवाद' भीतर ही भीतर अपने आपसे बातें करते रहना, आपकी आदत हो गयी है। कोई पूछता है, 'क्या सोच रहे हो?' हम कहते हैं, 'कुछ नहीं'। पर होता क्या है, उसके आते ही हमारा चेहरा तन जाता है, भौंहें चढ़ जाती हैं, गाल ऊपर चढ़ जाते हैं, होठ बुदबुदाते रहते हैं। वह हमारा मालिक हो जाता है। उसके आते ही, हमारी ग्रन्थियाँ भी उससे प्रभावित हो जाती हैं। वे रक्त में अपना 'स्राव' छोड़ देती हैं। उत्तेजना आ जाती है। हम तनाव में चले जाते हैं। तनाव में जाते ही हम वर्तमान से भटक जाते हैं। तनाव बढ़ते ही, फिर ग्रन्थियों से और 'स्राव' आता है, फिर तनाव बढ़ जाता है। यह एक क्रम है, जो निरन्तर प्रभावी है।

इसका जनक हमारा वही 'निन्दक' है। उसका आदर होते ही, हम उसके द्वारा दिखाये गये मनोजाल में भटक जाते हैं। वह नचाता है। अत: उसकी वास्तविक पहचान जब हमें होगी, तब हम उससे बचकर अपनी शक्ति को बढ़ाने का प्रयास कर पायेंगे।

चलिए, आप फिर भी उसे नहीं पहचान पाये हैं तो मैं बताता हूँ–, मैं कमरे में बैठा अपना ज़रूरी कार्य कर रहा था। तभी देखा अचानक किवाड़ खुला और मेरे मित्र शर्मा जी अन्दर आये–

'कहो! क्या हो रहा है?'

'अरे आप! आओ, आओ!' –मैं उनके सम्मान में खड़ा हुआ। तब तक हाथ मिलाते ही, वह भी (आलोचक मन) आ गया।

वह आज कैसी बातें कर रहा है–

'इसी (शर्मा) ने ही तो मुझे यहाँ भिजवाया है। देखने आया है कि कैसे रह रहा हूँ?'

चेहरे पर आयी मुस्कराहट अचानक छितर गयी। सम्मान मिलते ही वह अधिनायक की तरह आ गया। चाय भी आयी ...बातें भी होती रहीं। पर वह (आलोचक मन) भी बीच-बीच में अपनी राय देता रहा–

'...बच कर रहना ...आदमी खतरनाक है।' उसने दस मिनट भी सहज नहीं रहने दिया।

शर्मा जी के जाते ही, वह (आलोचक मन) भी चला गया। वह मुझे सचेत करने आया था या अपनी संगत देने? पता लगा, हम कहाँ अकेले रहते हैं? हमारे अकेलेपन में वह अपनी स्मृतियों, अवधारणाओं के संग्रहालय साथ ले आता है।

होता क्या है? ...सामने कोई भी आया ...वस्तु आयी, ...व्यक्ति आया, हम तत्काल अपनी प्रतिक्रिया दे देते हैं। वह तो ऐसा है। हमारे मित्र थे 'लालसाहब', उनका तकियाकलाम था– 'मुझे मालूम है'। उनसे कोई भी कुछ कहता, वे एक ही उत्तर देते, 'मुझे मालूम है।'

एक बार एक मित्र ने कहा– 'कक्षा में एक छात्र आया था, उसकी पैण्ट के नीचे से पूँछ-सी कुछ निकल रही थी, शायद उसके पूँछ हो'।

उन्होंने सुना कुछ नहीं, बोले, 'मुझे मालूम है'।

पूर्व धारणाओं को हटायें

यह जो है, यह वास्तविक रूप से अभिशाप है। हमने हर वस्तु, व्यक्ति, जाति,

समाज के प्रति पूर्व धारणा रख रखी है। हमारी सारी सूचनाएँ, जिन पर हम अपना निर्णय स्थापित करते हैं, हमारी पूर्व धारणाएँ ही हैं।

हम जो भी व्यक्ति, जिसे हमने पहले देखा भी नहीं हैं, अगर उससे मिलते हैं, तो सबसे पहले भीतर से पूर्वाग्रह सामने आता है, यही अवधारणा है।

उस समय आप सजग रहें। आपने इस बारे में कभी कोई मान्यता रखी ही नहीं थी। आप जो भी उत्तर या नामांकन या चित्रांकन जो आपका आलोचक मन इस समय कर रहा है, उसे शान्त होकर देखें, उसके साथ बहें नहीं। आप पायेंगे, इस समय अगर आप सजग रहे, तो आपके भीतर भी अवलोकन शक्ति जहाँ बढ़ेगी, वहीं आपका यह आलोचक स्वत: बिखर जायेगा, उसे संग्रह करने की शक्ति नहीं मिलेगी। अगर व्यक्ति आपके पास से चला भी गया, तो फिर आपकी स्मृति में उसका दंश भी नहीं होगा। क्योंकि स्मृति में दंश, बार-बार चिन्तन से होता है। पूर्व धारणा रखते ही, स्मृति की संग्रह करने की क्षमता बढ़ जाती है।

फिर स्वत: जो दर्शन की उपमा दी जाती है, उसके सामने जो आया, चित्र बना, बह गया, चित्र मिट गया, यह स्थिति आने लग जाती है।

अभ्यास करें

आप उस परिस्थिति में हैं, जहाँ आपकी आलोचना हो रही है। आप शान्त हैं, आपको लगता है, जो कहा जा रहा है, सत्य के नज़दीक है, आपकी ही कोई भूल है। तो अपनी भूल को स्वीकार करना लाभदायक है। क्योंकि की गयी भूल की स्वीकारोक्ति जब अन्त:करण से होती है, तो दोबारा भूल करने की आदत कम हो जाती है। जब आप अपने आपको न्यायोचित नहीं ठहराते हैं, तब भीतर के आलोचक को निरन्तर बुदबुदाने से आप बचा लेते हैं। उसकी गति का कम होना ही, आपकी शक्ति का बढ़ना है।

हाँ, जब आपने ग़लती की और आपने उसे स्वीकार कर लिया, तब एक सम्भावना बनती है, वह है बार-बार उस घटना के बारे में सोच कर अपने आपको तकलीफ देने की। आरोपित करने की प्रक्रिया पर तब रोक लग जाती है। पर अगर आपने अपनी ग़लती को स्वीकार नहीं की तथा अपने आपको तर्क के आधार पर न्यायोचित ठहराने का प्रयास किया, तो आपका यह आलोचक, जो

यहाँ आपको बचाव की भाषा दे रहा है, वही एकान्त में आपकी निन्दा करेगा, आपको नीचा दिखायेगा। लेकिन आत्म-भर्त्सना से अधिक त्रासद और कोई स्थिति नहीं होती है। इन दोनों ही स्थितियों में हम अपने 'आत्म-परिष्कार' का प्रयोग कर सकते हैं। सिद्धान्त एक ही है, मन की गति मन की शक्तिहीनता है, मन की गति का कम होना, उसकी शक्ति का बढ़ना है।

एक और स्थिति आती है, जब आपका अपने इस आलोचक से निरन्तर संवाद होता रहता है। पूर्व की भूलों तथा दूसरों के द्वारा किये गये अभद्र व्यवहार की जो छाप आपके इस निन्दक के पास सुशोभित हैं, उसका ज़रा-सी उत्तेजना पाते ही, संग्रह को यह निन्दक खोल देता है। तब तूफ़ान-सा आ जाता है। 'उच्च रक्तचाप' तनाव का यही कारण है। शारीरिक थकान तथा मानसिक तनाव दोनों अलग-अलग तो हैं, पर एक-दूसरे के पूरक भी हैं। यह तनाव, इसी 'निन्दक' के अत्यधिक संवेदनशील हो जाने से होता है। अवधारणा तथा स्मृतियाँ इसके संरक्षक हैं। ये दोनों ही इसे पोषण देते हैं। आप इस स्थिति से भलीभाँति परिचित हैं। यही अवस्था हमारे भीतर तनाव की जनक है।

सतर्कता एक उपाय

हाँ, आज से ही आप इन परिस्थितियों में प्रयोगशील रह सकते हैं। अपने इस 'आलोचक' पर आप निगाह रख सकते हैं। बन्दर को देखा है? आपके पास कोई वस्तु रखी है, वह उसे उठाना चाहता है, तो वह पहले आपको ही देखेगा, आपकी आँखों को देखेगा। अगर आपने अपनी निगाह नहीं हटायी, सतर्क रहे, तो वह चल देगा अन्यथा पलक झपकते ही वह वस्तु को लेकर चल देगा।

आपके 'निन्दक' की चपलता, इस बन्दर के समान ही है। आपको इस पर निगाह रखनी है। जब भी भीतर से लहर आये, वह आकर अस्तित्व से टकरा कर, आपके मनोजगत पर नियन्त्रण कर, बुद्धि का हरण कर ले जाये, आप सतर्क हो जायें, उसे देखें, उसका असहयोग होते ही वह भीतर टकरा कर लौट जायेगी।

मन भी सरोवर है। सागर तट पर सारी गन्दगी ले आता है। यह निन्दक बाहर ही भटकता रहता है। इसका यह असहयोग बढ़ने लगता है, तब धीरे-धीरे हम शान्त मन की तरफ़ बढ़ना शुरू कर सकते हैं।

हाँ, दूसरा प्रयोग जो यहाँ हम कर सकते हैं आलोचना के समय सतर्क रहें। यहाँ वाणी का प्रयोग सारगर्भित है। वाणी के द्वारा यह 'निन्दक' दो ही कार्य करता है, या तो 'आत्म-प्रशंसा' करता है या पर-निन्दा में डूबा रहता है। यह उसका स्वभाव है।

पहला प्रयोग, हम 'पर-निन्दा' की स्थिति में कर सकते हैं। जो अनुपस्थित है, जो हमारे बीच में नहीं है, उसकी चर्चा होने पर हम उसकी निन्दा नहीं करेंगे। यह बात आपके 'निन्दक' को पसन्द नहीं आयेगी, पर हाँ! अपने आलोचक से मुक्ति पाने के लिए यही पहला उपाय है। बाहर की जो आदत हो गयी है, वह निरन्तर खुजली को खुजलाने जैसी है। हम अपनी ही खाल रगड़ते हैं और सुख पाते हैं।

हमें जो निन्दा-रस मिलता है, वही बाद में हमारे लिए घातक हो जाता है। यही निन्दक बाद में, हमें आत्म-विश्वासी नहीं बनने देता। हमारा स्वाभिमान खो देता है, हमें आत्म-विश्वास से वंचित कर देता है।

अगर हम अपने भीतर के इस अपने छद्म वेश में छिपे मित्र को, जो हमारा अहित ही कर रहा है, उसे, उसके मूल स्वभाव को जान कर, उसे शक्तिहीन करना चाहते हैं, तो हमें इसके लिए प्रयास करना होगा। गहरी समझ ही हमारा मार्गदर्शन करेगी और हमें स्वत: प्रेरणा मिलेगी कि हमें अब सही दिशा में चलना है।

हम अब यह भलीभाँति समझ पाये हैं कि स्मृति ही गहरा अन्धकार है। अतीत में हमेशा झाँकते रहना व्यर्थ है। प्रकाश मात्र वर्तमान है।

❀❀❀❀❀

5

देखें और समझें

हमारा मन एक साथ दो काम कर सकता है। वह किसी इन्द्रिय की सहायता से किसी कार्य में लग सकता है तथा अपने आपको कार्य करते हुए देख भी सकता है। वेद का मन्त्र है, जो 'छान्दोग्य उपनिषद' भी में आया है –

'एक वृक्ष पर दो समान पक्षी बैठे हैं, एक खाता है, एक देखता है। दोनों ऊपर की ओर आ रहे हैं। जो चख रहा था उसके पंख जलने लगते हैं, वह यह पाता है कि वह तो वही था, जो देख रहा था।'

कबीर दास ने इसी स्थिति को बताते हुए कहा है –

कबिरा' कूता राम का, मुतिया मेरा नाउँ।

गले राम की जेवड़ी, जित खींचें तित जाऊँ।।

मन जो है, वह इधर-उधर भटकता-फिरता है। उसे मैं पकड़ कर रखता हूँ, इधर-उधर से खींचकर ले आता हूँ।

नकारात्मक सोच

पर, यह बहुत कठिनाई से होता है। यह जो निन्दक मन की नकारात्मक सोच है, निरन्तर चिन्तन से वटवृक्ष की तरह स्थिर हो जाती है। छाया तो स्वप्न में साथ रहना छोड़ देती है, पर यह नहीं छोड़ता। यह जन्म के साथ आता है, साथ ले जाता है।

व्यक्ति को, उसके परिवार से, पत्नी से, बच्चों से, मित्रों से यह अलग कर देता है, क्योंकि यह प्रसन्नता के क्षण में भी वह बात ढूँढ़ कर चेतना के धरातल पर

ले आता है, जहाँ आप आहत हुए हैं, जहाँ आपको चोट पहँची है। एक कुहरा-सा आता है, बादल छा जाते हैं, विवेक का सूर्य ढक जाता है। बुद्धि-चातुर्य की धरती पर खड़ा यह नकारात्मक निरन्तर चिन्तन से बल पाता है। एक तेज़ बहाव आता है, जो खींच कर ले जाता है। निरर्थक बातों पर निरर्थकता में व्यक्ति तनावग्रस्त होता चला जाता है। बहुत देर तक वही मनोदशा खूँटी पर टँक जाती है। कोई समझाना भी चाहता है, तो वह नहीं सुनता। उसे लगता है, वही सही है, बाक़ी सब ग़लत हैं।

उसका 'निन्दक' मित्र की तरह आता है। जैसे वर्षाकाल में बादल नाना रूप धारण कर आकाश को ढक लेते हैं। कभी काले, कभी सफ़ेद, कभी नीले, कभी गुलाबी, दूसरी भी अनेक आकृतियाँ, अनेक रूप हैं।

यह अपने आपको सही बताता है, क्योंकि यह विवेक का विरोधी है। बुद्धि-चातुर्य, अपने आपको सही ठहराने का प्रयास सुनिश्चित करता है। जबकि 'विवेक' सही पथ पर ही ले जाने का आग्रह रखता है। 'विवेक' के पास सुरक्षा नहीं है। लोभ, मोह, माया, क्रोध का दबाव नहीं है। सामर्थ्य का दुरुपयोग नहीं है।

सकारात्मक सोच

तब इस स्थिति में वैचारिक 'द्वन्द्व' होगा। हम पहले ही यह विश्लेषित कर आये हैं कि जहाँ तक सकारात्मक सोच का प्रश्न है, यह नकारात्मक सोच से बेहतर तो है, पर उसकी भी स्वाभाविक परिणति नकारात्मकता में हो जाती है। आदर्श हमेशा व्यवहार के विपरीत खड़े होते हैं।

सिक्के के दोनों ही पहलू हैं। अतः सकारात्मक सोच भी, अन्त में 'विमोहित' होने की स्थिति ले आता है तथा पुनः आत्म-प्रशंसा और पर-निन्दा का चक्र प्रारम्भ हो जाता है। जिससे चेतना पुनः रुग्ण हो जाती है।

अतः बीमारी को इसकी जड़ों में जाकर ही हम समाप्त कर, 'स्वास्थ्य' पा सकते हैं।

कहा जाता है, जो भूत है, जो बीत गया है, वह भूल जाने के लिए है। भविष्य की चिन्ता हमें नहीं करनी है। हाँ वर्तमान में रहने से, वहाँ किया गया कार्य भविष्य की ओर ले जाता है, परन्तु फिर हम जो चाहते हैं, जो फल पाना चाहते हैं, वैसा ही होगा, यह कहना कठिन है। पूर्णता का आयोजन तो विधि के विधान में ही है।

फिर हम क्या करें?

इसके लिए सत्संग करने को कहा जाता है। यहाँ साधकों को चाहिए कि वे अपनी समस्याओं की परस्पर साधकों से चर्चा करें एक साधक ने अपनी कमियों को किस प्रकार दूर किया है? यह जब चर्चा में आता है, तब भीतर का संग्रह खुलने लगता है। पर प्रायः अहंकार यह नहीं होने देता। यह जो आपका 'निन्दक' है, यह तत्काल कह देगा कि लोग तुम पर हँसेंगे। तुम्हारी मान्यता कम हो जायेगी, सब परस्पर ऊँची-ऊँची बातें करते हैं। वार्तालाप के स्तर पर बहुत पहुँचे हुए होते हैं, पर आन्तरिकता में जानते हैं, वैसे के वैसे ही हैं। क्यों?

आपका जो यह निन्दक है, यह 'प्रेत' है। 'प्रेत' हमेशा अन्धकार में ही रहते हैं। उसको उजाला पसन्द नहीं है। क्योंकि प्रकाश में आते ही उसका अस्तित्व खोने लगता है।

कुछ साधन-प्रणालियों में 'प्रकाश' का ध्यान कराते हैं। भीतर प्रकाश देखने की कल्पना रहती है। बाद में मन की स्थिरता के आने के बाद, धीरे-धीरे भीतर का प्रकाश जागने लग जाता है, ऐसा कहा जाता है। पर जहाँ प्रकाश होता है, वहाँ अन्धकार भी रहता है, यह स्वाभाविक स्थिति है।

वर्तमान में रहना

विवेक ही प्रकाश की किरण है। वर्तमान में रहना ही प्रकाश का आदर है।

हम उस नकारात्मक सोच के अन्धकार की बात कर रहे थे। उसे रहस्य व अँधेरा बहुत पसन्द है। यही उसकी शक्ति का केन्द्र है। वह अपनी इस कमज़ोरी को दूसरे से व्यक्त ही नहीं होने देता है। गोपनीय अँधेरे में चला जाता है। आप पत्नी से असन्तुष्ट हैं, ...बच्चे की आदत पसन्द नहीं है, ...यह आपको दुखी करता रहेगा, ...आहत करता रहेगा, ...उनके द्वारा दिये गये स्पष्टीकरण को अस्वीकार करता रहेगा, भले ही वह न्यायोचित हो, ...आपको झुकने नहीं देगा, ...आपका अहंकार ही उसकी प्रतिच्छाया है, यह आपको सबसे काटता ले जायेगा, ...दूसरों की कल्पित तस्वीरें आपको आकर्षित करती रहेंगी, ...आप होठों ही होठों में बुदबुदाते रहेगें, ...अपने आपसे बातें करेंगे।

समान वृक्ष पर दो पक्षी बैठे हैं। 'जो पक्षी देखता है, वह चुप हो जाता है। यह उसको कहीं दूर ढकेल आता है, इसका ही साम्राज्य बढ़ता जाता है।' ... इसकी आवाज़ को सुनना, इससे परिचित होने की दिशा में पहला क़दम है। इसे सुनें, ...पर चिह्नित नहीं करें, ...इसको जवाब न दें, ...यह जो कहता है, कहने दें, ...प्रत्युत्तर न दें।

पहला क़दम

यह इसको इसके सही स्वरूप में जानने का पहला क़दम होगा।

यह आपको हटाकर ले जाता है, आप हाथ-बाँधे खड़े रह जाते हैं। आपका विवेक जो भी मार्गदर्शन देता है, जो अन्त:प्रेरणा उठती है, जो सही पथ की ओर ले जाने वाली होती है, उसकी कोई बात आपने मानी है, तो यह तत्काल आकर बुद्धि-चातुर्य के आधार पर उस निर्णय को ग़लत ठहराने का प्रयास करेगा।

वहाँ दोनों पक्षों को देखें। पिता बीमार है, चार बेटे हैं। आप भी एक हैं। कमा रहे हैं। यह आपको उनकी बीमारी पर ख़र्च करने से, सेवा करने से रोक देगा। भले ही आप कर सकते हैं। यह कहेगा- 'तीन लोग और भी तो हैं। उनका भी तो फ़र्ज़ है। छोटे के साथ तो बहुत स्नेह था'। इसके पास अपना हथियार है। यह बचपन से अब तक का सारा इतिहास साथ ले आयेगा। आपने क्या किया, क्या नहीं किया? सब इसके पास सुरक्षित हैं।

विवेक की क्षीण रेखा ही आपको गति देगी। आप कर सकते हैं, करें। यही वह क्षण होता है, जब आप दोनों आवाज़ों को सुन सकते हैं। यहाँ आकर आपने अपनी ओर से कोई वक्तव्य नहीं दिया, कोई आन्तरिक संवाद नहीं रचा, तो आप इन दोनों प्रवाहों को सही ढंग से देखने में सफल हो सकते हैं।

इस बात को हम पहले भी विश्लेषित कर चुके हैं कि यह 'निन्दक' आकर हमारी प्रसन्नता को हर लेता है। क्योंकि दुख, पीड़ा, कष्ट, यातना ही इसका स्वभाव है। यही वह 'प्रेत' है, जिससे हमें मुक्ति लेनी है। यह हमेशा भूत में रहता है। अदृश्य है, छाया की तरह है।

सब समझते हैं, भूत काल में जो घटा है, उसे भूल जायेंगे, पर यह हमें भूलने ही नहीं देता है। स्मृति ही तो इसका गर्भ स्थान है। चिन्तन, खाद-बीज है। यह

दरवाज़े पर ही खड़ा रहता है। जहाँ सतर्कता हटी, जहाँ हम वर्तमान से हटे, यह तुरन्त आकर अपना क़ब्ज़ा जमा लेता है और हमारी प्रसन्नता दूर हो जाती है।

सच है, हम ख़ुश ही नहीं रह पाते।

ख़ुशी, परिस्थितियों पर निर्भर नहीं करती। वह तो हमारे स्वभाव पर निर्भर है। स्वभाव हमारा यह निन्दक ही तय करता रहता है। यह पुत्र के विवाह की पार्टी पर भी, अतीत की किसी बात को, घटना को चेतना के धरातल पर लाकर हमें त्रासदी में ले जा सकता है। आज नशे का जो रिवाज है, जो पार्टियों में प्याले खनखना जाते हैं, उसका भी यही रहस्य है। नशा कम से कम कुछ देर के लिए तो इस निन्दक को दूर कोने में धकेल आता है। बाद में भले ही यह और ज़ोर से सतह पर आकर उपद्रव मचा जाये।

अब तो आप समझ ही गये होंगे कि सबसे खतरनाक यही आपका साथी है। यही निन्दक मन है, मन का एक आयोजन है, एक प्रक्रिया है, एक प्रणाली है, दमित भावनाओं का ही प्रतिरूप है, जो व्यक्तित्व बन जाता है। इन्द्रियाँ, मन, बुद्धि, अहंकार का इकाई रूप ही हमारा व्यक्तित्व होता है। इसका आधिपत्य सीधा हमारी बुद्धि पर होता है, बुद्धि मन में डूब जाती है, मन इन्द्रियों में डूब जाता है, वहाँ मात्र विषय रह जाता है। हम क्रोधी, हिंसक, भयभीत, लोभी, भोगी मात्र रह जाते हैं। जो यह है, यह अपना प्रतिरूप हमें बना लेता है।

इससे हम बचें, इसको समझें, तभी इस सम्पूर्ण चक्र से हम बाहर आ सकते हैं। उस स्थिति का नाम वर्तमान में रहना होता है।

हर क्षण, सजगता रहे, यह अत्यन्त ही कठिन कार्य है। परन्तु फिर भी कुछ अभ्यास हैं, जिनको हम अपने जीवन में स्थान दें, तो हम मौलिक परिवर्तन की ओर अवश्य बढ़ सकते हैं।

6

जीने की कला

मैं उस दिन ट्रेन से आ रहा था। सामने की सीट पर वह युवक बैठा था। वह अपनी 'जी मेट' की परीक्षा देकर आया था। स्कोर, छः सौ चालीस आया था। उसे उम्मीद सात सौ के आस-पास थी। वह गत 6 माह से उसकी ही तैयारी में था, पर वह उदास हो गया था।

'क्या हुआ?' मैने पूछा।

उसने गणना शीट मेरे सामने रख दी।

'यह तो बहुत अच्छी है। मेरे बेटे के तो छः सौ तीस आये थे। वह तो एम. बी.ए. में गया था, तुम तो पी.एच.डी. में जा रहे हो, क्या दिक़्क़त है? अच्छे विश्वविद्यालय में प्रवेश मिल जायेगा।'

'वह तो है', कहकर वह उदास लेट गया।

'अभी तो जी.आर.ई. भी देना है, उसकी भी तैयारी है, उसने हताश मन से कहा।

फिर इसमें निराश होने की क्या बात है?' मैंने कहा।

वह अपने आपको न्यायोचित ठहरा रहा था। ऐसा क्यों हुआ? तैयारी तो थी, पर अन्त में समय कम पड़ गया।

यह समस्या उसकी ही नहीं थी। सम्भवतः हम सबकी है। हम लक्ष्य बहुत बड़ा रखते हैं, उसके लिए प्रयास भी बहुत करते हैं, पर यह आवश्यक नहीं है कि हमारी सफलता उसके ही अनुरूप आ जाये। पर जो भी प्राप्त होता है, वह

हमारे कठोर परिश्रम का परिणाम ही है। हमें अपनी इस सफलता को कम नहीं आँकना चाहिए।

पर होता क्या है? हमारा जो यह मन है, जो निरन्तर हमारी असफलताओं को नोट करता चलता है, यह जाग जाता है। यह हमें नोंचता है, कचोटता है, गिद्ध की तरह उस प्राप्त सफलता के सुख को खा जाता है। छोड़ जाता है, दैन्य का निराशा का खोखला पिंजर। हम मात्र एक करुण चीख बन कर रह जाते हैं। हमारी नकारात्मक सोच ही हमारा सबसे बड़ा निन्दक है।

मन के हारे हार

फिर हारा हुआ मन जब फिर नये प्रयत्न के लिए खड़ा होता है, तो यह 'निन्दक', प्रेत की तरह खड़ा हो जाता है। यह इतनी मुश्किल बाधाएँ, इतने विकल्प ले आता है कि दृढ़ संकल्प वहाँ खोने लग जाता है। कल तक छत छूने की आकांक्षा थी, हम 'पेल्वेट' तक पहुँच पाये थे। तब प्राप्त सफलता पर हर्षित न होकर प्राप्त विफलता से कुण्ठित हो गये थे, पर आज, कल की विफलता गति को रोक जाती है, तनाव छा जाता है, उत्साह चला जाता है। आज उससे भी कम सफलता साथ रह जाती है।

उत्साह का आदर करें

यह उत्साह ही तो जीवन है और इस उत्साह को यह 'हमारा स्थायी' निन्दक अवरुद्ध करता चला जाता है। 'उत्साह' बाज़ार में बिकने वाली वस्तु नहीं है। यह तो हमारी आन्तरिक प्रसन्नता से उत्पन्न परिणाम है, जो हमें सतत प्रेरणा देता रहता है। हम हमेशा सकारात्मक सोच के प्रति उन्मुख रहते हैं।

प्राप्त सफलता को कम आँकना, हमको प्राकृतिक विधान से प्राप्त जो सामर्थ्य है, उसका अपमान करना होता है। जो भी सफलता हमें मिलती है, वह प्राकृतिक विधान से जो हमें सामर्थ्य मिला है, उसके सदुपयोग का परिणाम है। अत: छोटी से छोटी भी सफलता हमारे लिए महत्वपूर्ण है।

अपने प्रति प्रेम रखें

हमें अपने प्रति प्रेम का भाव रखना चाहिए। अपनी देह की, अपने मन की,

अपनी बुद्धि की, अपनी योग्यता की निन्दा करना उचित नहीं है। यह सामर्थ्य तो नियति से कहो या परमात्मा से कहो या प्राकृतिक विधान से कहो, उसी की देन है। जो भी हमें प्राप्त हुआ है, वह भी उसी का परिणाम है। उस अवस्था में अपने प्रति जहाँ आदर का भाव जागता है, कमी को पाकर करुणा का भाव जागता है। हम परीक्षा में अच्छे अंक ला सकते थे, पर ज्वर आ गया है, यह तो हमारे हाथ में नहीं है, लेकिन औषधि लेकर परीक्षा देकर प्राप्त सफलता से जो अंक मिलते हैं, वहाँ अपने प्रति दूसरों की नियति को कोसना उचित नहीं है। हाँ, अपने प्रति करुणा रखना ही सार है।

'करुणा' शब्द का प्रयोग, दूसरे को दुखी देख कर द्रवित होने का भाव है। पर जब हम अपने प्रति द्रवित होते हैं, अपनी हताशा, अपनी कमज़ोरी पाकर द्रवित होते हैं, तब वह जो हमारी नकारात्मक सोच एक निन्दक की तरह हमें प्रेत की तरह कचोटती रहती है, वह धीरे-धीरे अनुपस्थित होने लग जाती है।

अपने प्रति प्रेम, अपने प्रति करुणा, यह नैसर्गिक अवधारणा नहीं है। यह अपनी मानसिक शक्तियों के जागरण के प्रति बढ़ा पहला क़दम है।

प्राय: अपनी निन्दा करने को, आत्म-भर्त्सना को, आध्यात्मिक दुनिया में, **'मो-सम कौन कुटिल खल कामी'** एक सिद्धान्त के रूप में गढ़ा गया था। पर इससे साधक के मन में आत्म-विश्वास जाग ही नहीं पाता है। वह 'आत्म-गरिमा' से दूर होता ही चला जाता है। पर जब आप अपनी 'भूल' को सहज स्वीकार कर लेते हैं, तब पुन: भूल की सम्भावना कम होती चली जाती है। परन्तु भूल को जब बुद्धि चातुर्य से न्यायोचित ठहराने का प्रयास करते हैं, तब भूल करने की आदत आपकी दृढ़ होती जाती है। परन्तु, यहाँ अपनी प्राप्त असफलता पर करुण विलाप नहीं है। यहाँ तो प्राप्त सफलता पर सन्तोष पाकर, आगे ही बढ़ने वाले संकल्प का आदर होता है।

स्वयं को उपहार दें

जब आप अपनी छोटी से छोटी सफलता का आदर कर, अपने आपको उपहार देते हैं, तब स्वाभाविक रूप से दूसरों की सफलता को, उनके गुणों को आदर देने की आपकी भावना बढ़ने लगती है। आप दूसरों के सफलता पाने पर मन ही मन

कुढ़ते चले जाते हैं। एक दैन्य-सा आपके चेहरे पर आ जाता है। पुत्र कक्षा में तीसरे स्थान पर आया है, परन्तु पड़ोसी का पुत्र पहले स्थान पर आया है, आपका चेहरा बुझ जाता है, चमक चली जाती है। आप पुत्र को बधाई तक दे नहीं पाते। वह पचास छात्रों में तीसरे स्थान पर है, परन्तु वह अपने आपको दोषी पाता है। उसे लगता है, कहीं कोई कमी रह गयी है। उसका उत्साह भंग हो जाता है।

निराशा, संक्रामक होती है। कोढ़ तो शरीर में फैलता है। लेकिन यह कुढ़न चेतना को ग्रहण की तरह ग्रस लेती है। सारी चमक चली जाती है, अँधेरा ही अँधेरा रह जाता है।

हम जब अपने आपसे प्यार करते हैं, अपनी प्राप्त छोटी-सी सफलता पर ही हर्षित होते हैं, तो सच्चे मायनों में हम दूसरों से भी जुड़ने लग जाते हैं।

मैंने पाया। इस युवक की यह अवस्था उसकी अपनी नहीं है। यह उसके पिता द्वारा की गयी ग़लतियों का ही परिणाम है, वह भी कभी अपनी उपलब्धियों पर हर्षित नहीं हुआ होगा। हाँ जो नहीं मिला, उसे लेकर खिन्न होता रहा होगा। परिणाम यह हुआ होगा कि उसका व्यक्तित्व ही तनावग्रस्त हो गया। उसकी प्रसन्नता चली गयी। दूसरों के प्रति भी वह सहज और रसमय नहीं हो पाया।

उम्र की इस लम्बी यात्रा के बाद जाना, क्या खोया? क्या पाया? सचमुच जब हम भीतर ख़ुशी का इज़हार कर अपने आपको सौंपने में समर्थ होने लगते हैं, तब हम दूसरों की ख़ुशी से भी जुड़ने लगते हैं। उर्दू शाइरी में 'मुशाइरे' की 'दाद' इसका बेहतरीन उदाहरण है। जब किसी एक शेर पर 'वाह' की आवाज़ गूँज उठती है, तब धीरे-धीरे दिल पर जमी बर्फ़ पिघलने लग जाती है। श्रोता उस शाइरी में डूबने लग जाता है, तभी 'कवि' को इतना आदर मिलता है।

यहाँ बात प्रशंसित होकर, प्रशंसा देने की है। युवक की इस समस्या पर मैंने उसे बताया, 'यह तुम्हारी ग़लती नहीं है, मैं भी पहले ऐसे ही सोचता था।' सोचो, 'तुम्हारी मेहनत से तो यह तुमने पाया है, क्या यह कम है?' हाँ तुम्हारे लक्ष्य से तुमने कम पाया है, पर मेहनत जो तुमने की थी, क्या यह उसका फल नहीं है? जो मिला है, तुम्हारे अच्छे भविष्य के लिए क्या कम है?

तुम्हें ख़ुश होना चाहिए, खिन्नता किस बात की? जो प्राप्त हुआ है, तुम्हारी मेहनत से, नियति से या ईश्वर की ओर से भेजा गया उपहार है। उसे ख़ुशी से

स्वीकार करो। तुम तार्किक हो, अपनी ही योग्यता को आधार मानते हो, यह ठीक है, तो आगे और प्रयास करना। किन्तु निराश होकर बैठ गये, तो तुम्हारा यह जो अहितकर्ता मित्र, निन्दक, 'नकारात्मक सोच' है, जो तुम्हें तुम्हारी इस आंशिक सफलता पर कचोट रहा है, यह तुम्हारे परिश्रम को खा जायेगा। यह तुम्हारे उत्साह को भंग कर देगा, तुम्हारी शक्ति छीन लेगा। तुम्हें क्या करना है? और क्या कर सकते हो? यह सोचो। क्या तुम्हें जो मिला है, वह कम है?

उसका कहना था, आगे के लिए यही बहुत है, दिक़्क़त नहीं आयेगी।

'फिर?'

'ज्यादा स्कोर आ सकता था।'

'हाँ, तो क्या सोचा?'

'अगला टेस्ट जी.आर.ई. का अच्छा हो सकता है, उसकी तैयारी करनी है।'

यही उत्साह को बनाये रखने का रास्ता था। यही हम कर सकते हैं।

प्राप्त सफलता पर प्रसन्न रहें, हर्षित हों। जो नहीं मिला है, उसे विधान पर, नियति पर, ईश्वर पर सौंप दें।

वस्तुपरक सोच

हम अब क्या कर सकते हैं, ताकि गति कम न हो? हम चलते रहें, उधर ध्यान दें।

इसके लिए महत्वपूर्ण है, 'वस्तुपरक सोच'। हम हमेशा किसी न किसी आदर्श को सामने रख कर सोचते हैं। अपने बारे में ग़लतफ़हमी भी पालते हैं। 'स्पाइडर मैन' भी एक ग़लतफ़हमी है। पूरा अमरीका और पश्चिमी जगत बच्चों के साथ 'फ़न्तासी युग' में प्रवेश कर रहा है। 'फ़न्तासी' वास्तविकता से भागना है। भारत में कर्मकाण्डी धार्मिकता भी इसी प्रकार का पलायन है।

यहाँ वास्तविकता को उसी रूप में देखना ही नहीं, स्वीकार भी करना है। स्वीकार करते ही, कल्पना का दबाव चला जाता है। 'जो है', वह 'यही है', और 'मैं हूँ'। ये तीन संक्षिप्त वाक्य साथ रह जाते हैं। फिर आती है, अपने प्रति करुणा, प्रेम तथा विश्वास की भावना। 'जो है, वह यही है- इस वास्तविकता के जागते ही, वह जो 'शैतान', निन्दक कचोटता रहता है, वह शक्तिहीन होने लग

जाता है, उसकी सत्ता कमज़ोर होने लगती है। अप्रत्याशित घटनाओं के घटने की सम्भावना से जो जड़ता तथा भय, चित्त पर उसका दबाव बना लेता है, वह निर्मूल होने लगता है। हम वास्तविकता का सामना करने के लिए तैयार होने लगते हैं। जो होगा, जैसा भी होगा, देखा जायेगा। यह सोच उभरती है।

क्या यह शक्ति का पथ नहीं है?

तब जो कल का घटा है, कल के लोग हैं, उनसे उत्पन्न विवाद है, वह तिरोहित होने लगता है। क्योंकि चाहे भय हो या क्रोध हो या मोह हो, कोई भी हमारी दुर्बलता हो, वह अतीत में स्थान पाती है। उसका निवास हमारी स्मृति में ही होता है। जब हम जो घट गया है, उसकी लहर स्मृति से अचानक उछाल पाकर हमारी चेतना के धरातल पर आती है, हम उसका आदर नहीं करते हैं। बस उसे देखा, न तो उसे कोई उत्तर दिया, न सत्कार किया, न निरादर किया, ...मात्र उपेक्षा, ...तो वह लहर अपने आप टूट कर बिखर जाती है।

जब हम उस स्थिति को यथावत स्वीकार लेते हैं, तब उसे हम अन्य आधार पर विवेचित करने के प्रयास को स्थगित कर जाते हैं। अनावश्यक बात को खींचने की आदत चली जाती है। जो है, वैसा ही स्वीकार है। इसे ऐसा होना चाहिए था, उसे वैसा ही करना चाहिए था, यह तर्क चल जाता है।

तब जो घट गया है, वह घट गया है। उसकी उपादेयता चली जाती है। हम जो घट गया है, उसमें ही रहना चाहते हैं। अगर बीता हुआ 'कल' मनोहारी था, तो वहाँ कल्पना से बुने हुए मनोराज्य में विचरण करने लग जाते हैं। अगर वह दुखद था, तो भी हमारा यह 'मन', यह आलोचक, वहाँ की खूँटी पर ही टँका रहना चाहता है। कुत्ता जब हड्डी को खाता है, तब ख़ून उसके जबड़े से ही बाहर आता है, वह हड्डी का स्वाद समझ कर उसे ही चाटता है। वही हमारी हालत हो जाती है, हम दुख में भी चिन्तन के आधार पर उसी वातावरण का सृजन कर वहाँ रहना चाहते हैं। सच तो यह है कि 'स्मृति' पाप है और 'कल्पना' भी अपराध है। जो गया सो गया, मनोराज्य में विचरण करना, अपना ही अनादर है।

हाँ, वर्तमान में रहते ही आत्म-सम्मान प्राप्त होने लगता है। आप जब अनावश्यक विचारणा में चले जाते हैं, तब आप अपने आपसे दूर चले जाते हैं। यह अवस्था 'आत्म विस्मृति' की होती है। आप अपनी योग्यता व कर्मठता का

अनादर करने लगते हैं। जब स्वयं के प्रति आत्म-विश्वास नहीं होता है, तभी मन अनावश्यक विचारणा में चला जाता है।

विश्वासी बनें

हाँ, अगला क़दम सही हो, विश्वासी हो। इसके लिए आवश्यक है कि आपके भीतर उत्साह की कमी नहीं हो। आपकी गत्यात्मकता को रोकने वाली आपकी यह नकारात्मक सोच ही है। जब आप सकारात्मक सोच से, विवेकाधीन होकर गतिशील होने लगते हैं, तब एक अच्छा भविष्य आपको प्राप्त होगा, यह सुनिश्चित होने लगता है।

यहाँ आपका दृष्टिकोण बदलने लगता है। कल तक आप प्रतिक्रियावादी थे। हर जगह, हर क्रिया के साथ प्रतिक्रिया के लिए उत्सुक थे। कुछ भी घटा, आपने उसे नामांकित कर दिया। आपके लिए वह महत्वपूर्ण था। उसे एक नाम देने को आप उत्सुक थे।

आज आप कुछ बदल-से गये हैं। वह घटा, घट गया। आप बस उसे देख रहे हैं। वह तत्काल आपको बहाकर ले जाने में सफल नहीं है। आप उस घटना के वेग को सहन करते हैं तथा फिर जो मानवीय है, सहज है, वह प्रतिक्रिया आपकी होती है। वहाँ प्रतिक्रिया नहीं हो पाती है, वहाँ जो सहज है, जो क्रिया है, वह घट जाती है।

यह साधारण परिवर्तन नहीं है।

जब हमारे भीतर का निन्दक, जो हमें कल तक निरन्तर हेयता व दीनता में धकेल रहा था, वह उपेक्षित होने लगता है। तब हम अपनी योग्यता को पाने में समर्थ होने लगते हैं। पता है, यहाँ पचासों कठिनाइयाँ हैं, परेशानियाँ हैं, पर अब आप भाग नहीं रहे हैं, किसी जंगल में शान्ति पाने नहीं जा रहे हैं, परन्तु अब सामना कर रहे हैं। जो भी घटना घटती है, क्रिया होती है, मन वहीं रहता है, वह विपरीत नहीं जाने पाता। अनावश्यक अवधारणाएँ व अनावश्यक विचारणा स्थगित हो जाती है। कर्म के साथ निरन्तर जुड़े रहने से, मन स्वाभाविक रूप से शान्त होने लग जाता है। तब जो 'आत्म' है, जो विस्मृत हो चुका है, वह 'सम्यक स्मृति' बन कर प्रकाशित होने लगता है।

विवेक का आदर करें

अपनी परेशानी को हम ही जान सकते हैं।

परीक्षा की घड़ी थी, सामने प्रश्न-पत्र था। पर अचानक वह आया, '...तुमने तैयारी तो बहुत की थी, पर यह क्या हुआ पहला सवाल ही नहीं आ रहा है। ऐसा पहले भी हुआ था, ...यह तुम्हारे बस का नहीं है।' अचानक वह नकारात्मक सोच बोला और तुम्हारे हाथ-पाँव काँप गये, पेन ही हाथ से छूट गया।

तुम उसे बहुत आदर से अपने साथ लाये थे, पर जब भी देखा, अपने आपसे बतियाते रहते, तुम्हारे होंठ हिलते रहते। 'तुम किसको समझा रहे थे, तुम हलकर सकते हो, प्रश्नपत्र मुश्किल नहीं है।'

'और वह, दिल और दिमाग़ पर क़ब्ज़ा कर लेता है, दिल की धड़कन रुक जाती है, दिमाग़ कुण्ठित हो जाता है।'

'क्यों?'

'यही तो वह है। वह प्रेत है, जो स्मृति में रहता है, अवधारणाओं की खाद लेता है तथा विचारणा की तरह फैलता जाता है।' यह तुम्हें सही समय पर सही कार्य नहीं करने देता है। तुम इसे रोकते हो, टोकते हो, अपनी अन्त:ऊर्जा से शक्ति लाते हो, अन्तर्जगत से भाषा लाते हो, इसकी बाढ़ को बाँध बनाकर रोकना चाहते हो।

यहाँ जो शक्ति अचानक फूटती है, तुम गहरी साँस लेते हो। दोनों हाथों की अँगुलियों को आपस में मिलाकर खींचकर अपना मनोबल वापस लाते हो। तुम्हारा विवेक जाग जाता है। 'सही क्या है? मैं कर सकता हूँ'। संकल्प उठता है। तुम अपनी ऊर्जा को जगाते हो। अपना आत्म-विश्वास पाने का प्रयास करते हो। प्रतीकात्मक भाषा का प्रयोग कर, अपना आत्म-विश्वास जगाते हो और सफलता की ओर बढ़ जाते हो।'

कार्य तो पूरा होता है, सफलता भी मिलती है, पर, उतनी नहीं, जितनी उम्मीद थी। फिर हताशा छा जाती है, प्रसन्नता खो जाती है। यह निन्दक फिर मज़बूती से अपना आधार पुष्ट कर खड़ा हो जाता है। यह प्राप्त सफलता को हेय बता कर हमें अपनी ही नज़रों में नीचा बना देता है।

'सही क्या है?' यह जो आवाज़ सुनायी देती है, वही शक्ति देती है, मज़बूती देती है। जो इस विपत्ति में चुनौती को स्वीकार कर आगे बढ़ने की ओर ले जाती है। उस शक्ति को 'विवेक' के नाम से जाना जाता है। इसे ही अन्तरात्मा की आवाज कहा जाता है।

हम स्वयं इस भीतरी आवाज़ को खड़ा होने देते हैं। यह हर विपत्ति में, चुनौती में उभरती है। यह तुम्हारी शक्तियों को आदर देती है, उन्हें चिह्नित करती है, यही विवेक है।

'विवेक' वही है, जो हमें हमेशा 'सही' की ओर ले जाता है।

विवेक शान्त शक्ति है। यहाँ सजगता है, एक चौकन्नापन है। सतर्कता पल-पल पर उपस्थित रहने वाली होती है।

भारतीय चिन्तन ने इसी मनीषा को 'गुरु' के नाम से जाना है। इसके चिन्तन मात्र से, भीतर का जो 'विवेक' है वह जाग जाता है। शक्ति जो हमारे ही भीतर है, पर वह 'सुप्त' है, ऊपर राख ही राख है, पर जैसे साधु का चिमटा जब राख को रौंदता है, भीतर की अग्नि जग उठती है। उसी तरह 'गुरु' शब्द, गुरु का मन्त्र, गुरु का प्रतीक भीतर के इस सुप्त विवेक को जगा जाता है। पर व्यवहार में विवेक का आदर तो हम भूल गये हैं और तथाकथित गुरुओं की तलाश में मारे-मारे फिरते हैं। इन गुरुओं ने पूरे समाज की शक्ति को सोख लिया है।

यह जो हमारे भीतर की शक्ति है, जो विवेक है, जो इस हमारे ही मन के, इसके प्रतिरूप नकारात्मक सोच के विरोध में खड़ी होती है, उसके जागते ही भीतर की नकारात्मक सोच, तथाकथित प्रेत चला जाता है।

स्मृतियाँ ही तो भूत हैं। भूत कभी भविष्य में नहीं होता। हाँ, वर्तमान में ही भूत से मुक्ति सम्भव होती है। वहाँ विवेक की हल्की-सी किरण भीतर के अन्धकार को हटाने में सफल हो जाती है। जैसे अँधेरे बन्द कमरे में माचिस की तीली एकदम प्रकाश लाकर अँधेरे को हटा देती है। हम इस विवेक का आदर करें, तभी इस 'प्रेत-छाया' से मुक्ति हो सकती है, जो हमारी शक्तियों को अवरुद्ध कर देती है।

जीने की कला का रहस्य

इसके लिए हमें कुछ महत्वपूर्ण निर्णय लेने होंगे।

हमारा जो मित्र है, सदा साथ रहने वाला है। उसका हमें आदर करना होगा। भारतीय चिन्तन में एक आप्त वाक्य है, 'सोचो, साथ क्या जायेगा?' या तो हम 'प्रेत' के साथ जायेंगे या 'विवेक' के साथ-ये दो पथ हैं। एक 'अन्धकार' का है, एक 'प्रकाश' का है। चयन हमें ही करना है।

हमारा विवेक जागे। हम विवेक का आदर कर सकें। यही जीने की कला का रहस्य है। और यह प्राप्त होती है, जो हमारी कुल पूँजी है, हमारा स्वास्थ्य, हमारा मन, हमारी बुद्धि, हमारा उपार्जित धन, जो हमारी सामर्थ्य है उससे उसका हम जीवन में सदुपयोग कर पायें। सामर्थ्य का सदुपयोग ही विवेक के जागरण का पथ है।

विवेक ही हमारा मित्र है, हमारा मार्गदर्शक है, हमारा शक्तिदायक मन्त्र है, हमारा बौद्धिक गुरु है, वह क्या-क्या नहीं है? परन्तु हमारी असफलताओं का, हमारी निराशा का कारण यही है कि हम उसे जानते तो हैं, कभी-कभी उसकी आवाज़ भी सुन लेते हैं, परन्तु उसका आदर नहीं करते हैं, अपने जीवन में उसे जगह नहीं देते हैं। तो चलें, कुछ क़दम आगे बढ़ायें, ...जो विवेक का पथ है।

7

संवेगों से सजग रहें

कभी गोरखनाथ ने कहा था–

सदा सुचेत रहे दिन रात, सो दरवेश अलख की जात।

'तीनों कालों में जो सचेत है, जागरूक है, वह दरवेश की ज़ाति का है'।

हाँ, यह असम्भव है, यह तो नहीं कहा जा सकता है, पर कठिन अवश्य है। पर हाँ, हम सतर्कता की ओर बढ़ने के लिए प्रयास अवश्य कर सकते हैं। जब भी आपको लगे कि आप अचानक विचारणा के दबाव में आ गये हैं, अचानक आपका नकारात्मक मन जगा है और उसने आप पर हमला कर दिया है।

आप बैठे हुए पत्नी से वार्तालाप कर रहे हैं। तभी चर्चा बैंगलूर वाले चाचा जी की आयी है और अचानक आपका चेहरा तन गया है। आपको तीन साल पुरानी वह बात याद आ गयी है, जब आप उनके घर गये थे। अचानक आप यहाँ होते हुए भी यहाँ से उड़ गये और वहाँ चले गये। यह अवस्था बहुत ही सामान्य है। आपका चेहरा तन गया है, आप होठों ही होठों में बोलने लग गये हैं। पत्नी पूछ रही है– 'क्या बात हो गयी ?' आप झल्ला उठते हैं। यह पहली पहचान है।

संवेग का आदर न करें

आप इस संवेग का आदर न करें। उसके हमला होते ही, उसके आगमन को पहचान लें। जब आँधी आने को होती है, तब पहले हवा बन्द हो जाती है, पक्षी आकाश से नीचे उतरने लगते हैं, इसी प्रकार इस निन्दक के हमले की भी पहचान होने लगती है।

तब आप अपनी श्वास पर ध्यान को ले आयें। सभी साधना-पद्धतियों में श्वास-नियन्त्रण पर बल दिया गया है। बौद्धों की 'विपश्यना' तथा जैनधर्म की 'प्रेक्षा ध्यान' सहायक हैं। उसी क्षण आप अपनी श्वास पर ध्यान दें? ...गहरी साँस लें, ...श्वास पर मन को ले आयें। श्वास नथुनों के भीतर ही है, ...भीतर आ रही है, ...उसका स्पर्श आपने अनुभव किया, ...वह पेट तक पहुँची है, ...वहाँ रुकें, ...फिर धीरे-धीरे उसे बाहर जाने दें। हर स्थिति पर साक्षी रहें। आप उसके होने वाले हमले की तीव्रता से बच पायेंगे।

यह हम पहले ही विवेचित कर आये हैं कि हमारा यह निन्दक किस प्रकार हमारा अहित करता है तथा हमारी सृजनात्मकता को भी सोख लेता है। अपने श्वास पर नियन्त्रण, कम से कम दो मिनट रखें। आपका मन उस धक्के से बाहर निकल पायेगा। वह संवेग जो अचानक भीतर से उठा था, आपको बहाकर ले जाने में समर्थ नहीं हो सकेगा। तुरन्त होने वाली शाब्दिक प्रतिक्रिया से बचें।

आप जिस मुद्रा में हैं, उसे बदल दें।

आप बैठे हुए अख़बार पढ़ रहे थे। अख़बार पढ़कर ही आप अचानक चिन्तित हो गये। पड़ोस में हुई चोरी ने आपका ध्यान खींच लिया। आपको लगा, आपके यहाँ भी चोरी हो सकती है और हो गयी तो क्या होगा? चाय आगे ठण्डी हो रही है, अख़बार सामने पड़ा है। आप अब तक अपने 'मनो राज्य' में पुलिस थाने भी जा चुके हैं, वहाँ थानेदार की अभद्रता आपको छू गयी है...।

आपका चेहरा तन गया है, गर्दन अकड़ गयी है। कुछ देर बाद आप लौटते हैं। आप पाते हैं, आप तो यहीं थे। आर्थराइटिस, स्पोण्डलाइटिस आदि जो वात व्याधियाँ हैं, इसी मनःस्थिति की उपज हैं।

संवेग से बचने का उपाय

तनाव जब एक ही मुद्रा में रहने से बना रहता है, तब वह उस 'मुद्रा' में जो आंगिक स्थिति होती है, उसको प्रभावित कर जाता है। उचित होगा, आप मुद्रा बदलें। दफ़्तर में जिस कुर्सी पर बैठकर आप फ़ाइल निकालते हैं, वहाँ अधिकारिता है, पर अगर आप कुछ समय सोफ़े पर या सामने पड़ी कुर्सी पर आकर बैठ जायें तथा उसी काम को करें, तो आप पायेंगे कि आपके कार्य करने की शैली में

परिवर्तन आ गया है। दफ़्तर की कुर्सी पर अधिक देर तक अकड़ कर बैठने से गर्दन में खिंचाव आ जाता है। तनाव मानसिक होता है, यह खिंचाव शारीरिक होता है। हाँ, 'मुद्रा' बदलने से 'तनाव' की स्थिति में बदलाव आता है। इससे खिंचाव भी कम हो जाता है।

हाँ, थोड़ी-थोड़ी देर के लिए उसी कुर्सी पर पाँव फैला कर आराम भी करते रहना चाहिए। एड़ी को दूर तक ले जायें, अँगुलियों को सिकोड़ें, दो-तीन बार दोनों पाँवों के पंजों में यह हरकत करें। इससे आप पायेंगे, आपकी सतर्कता बढ़ रही है। इसी प्रकार, दोनों हाथों की अँगुलियों के साथ भी यह व्यायाम करते रहना चाहिए। आप निरन्तर जिस विचारणा के दबाव में हैं, वह इस छोटी-सी कसरत से टूट जाता है। आप वर्तमान में आ जाते हैं। इन्द्रिय और मन का सीधा सम्बन्ध जुड़ जाता है।

विश्राम, कार्यावधि में करते रहना चाहिए। आराम शरीर करता है। विश्राम, मन की स्थिति है। यहाँ मन को कुछ देर के लिए निर्विचारता में लाने का अभ्यास रहना चाहिए। कुछ क्षण के लिए कार्य की सक्रियता से बाहर आ जायें तथा श्वास का सहारा लें। धीरे-धीरे गहरी साँस भीतर आ रही है, ...रुक रही है, ...बाहर जा रही है। पाँच बार इस पूरे चक्र के साथ आप बस रहें। मन साँस के साथ ही रहे। इधर-उधर न जाने दें। फिर अपने कार्य पर आ जायें। आपका नकारात्मक मन, आपका 'निन्दक', जो आपकी शक्ति को कम कर रहा था, वह अपना प्रभाव खोने लगेगा, और इससे आपकी शक्ति बढ़ने लगेगी।

मानसिक जगत का अवलोकन

सुबह और रात

सुबह जगने के साथ ही, रात सोने से पहले, अपने मानसिक जगत का अवलोकन आवश्यक क़दम है। हम रात-दिन क्या सोचते रहते हैं? हमारी सोचने की प्रक्रिया किस प्रकार की है? हम मनोराज्य में ही विचरण क्यों करते रहते हैं? इस पर गम्भीरता से विचार होना चाहिए।

रात को नींद ली या नींद नहीं आयी। सपने आते रहे, जब नींद खुले, एकदम बिस्तर से नीचे नहीं उतरें लेटे रहें। कुछ देर के लिए जो विचार उठ रहे हैं, उन्हें

देखने का प्रयास करें, वे आपही तो हैं। रात के स्वप्न और जागृति की यह सन्धि-वेला है। यह जो आपकी नकारात्मकता है, यह इस समय सबसे अधिक सक्रिय होती है।

शान्ति से अपने विचारों को देखें। उन्हें देख कर घबरायें नहीं, न ही उनकी निन्दा करें, मात्र एक मुस्कराहट उन्हें दें। अच्छा यह है आपको सतह पर आये क़दम की पहचान हो जायेगी, ...पहचान होते ही जो पहचानकर्ता है, ...वह जग उठेगा। वही तो सतर्कता है, ...वह इस प्रवाह को प्रभावित करने की क्षमता को बढ़ने नहीं देगी।

रात सोते समय, बिस्तर पर जाने के बाद, कुछ क्षण के लिए अपनी इस विचारधारा को उसी तटस्थ भाव से देखें। भले ही नींद आ जाये, इस सन्धि-वेला में जो यह 'निन्दक' है, चिन्तन का रस नहीं ले पायेगा, इसकी मज़बूती कम होने लगेगी।

ध्यान मात्र यही रखना है कि आपको इस प्रवाह के साथ बहना नहीं है। मात्र तटस्थता रखनी है। अच्छे प्रवाह में 'रमण' नहीं करना है, 'बुरे' से घबराना नहीं है। उसे उसके मूल रूप में ही देखना है। जितना यह अवलोकन शुद्ध होता जाता है, उतनी ही आपकी सतर्कता बढ़ती जाती है। जितनी सतर्कता बढ़ती जाती है, उतना ही आपका यह नकारात्मक मन 'शक्तिहीन' होता जाता है।

साधारणतया, धार्मिक व आध्यात्मिक मार्ग पर चलने वाले साधकों को, उनके अनुशासन में बलपूर्वक इस निन्दक को हटाने की सलाह दी जाती है। यह एक उचित प्रक्रिया नहीं है। हमारा मन अत्यधिक शक्तिशाली है। यह उसी का एक हिस्सा है तथा यह निरन्तर हमारी विचारधारा, स्मृति व अवधारणा से सिंचित होता रहता है। अतः इसको हम बलपूर्वक दबा नहीं सकते हैं।

जितना हम इसे दबायेंगें, उतने ही अधिक बल से यह हम पर हमला करेगा। 'देवी भागवत' में 'रक्त-बीज' की कथा आती है। उसका संहार करने पर उसके हर 'रक्त-बीज' से एक असुर पैदा हो जाता था। उस राक्षस का संहार नहीं हो पा रहा था, तब 'देवी' ने उसका संहार अपनी 'जिह्वा' पर किया। यह एक प्रतीक है। हमारा यह 'निन्दक' भी जो हमारी ही मानसिक शक्ति से पैदा होता है, यह समाप्त नहीं किया जा सकता है।

वाक के चार प्रकार हैं – 'बैखरी', जो हम बोलते हैं। 'मध्यमा', जहाँ शब्द निर्मित होता है। 'पश्यन्ती', जहाँ मात्र तरंगें रहती हैं तथा 'परा', जहाँ से 'वाक' का उद्गम है। वाक मुख विवर से जन्मती है। अतः वाक का हमारी सतर्कता से गहरा सम्बन्ध है। जितनी सर्तकता हमारी बढ़ती जायेगी, उतनी ही यह नकारात्मक सोच कमज़ोर होती जायेगी। भाषा के स्तर पर पहली सतर्कता होती है। 'पर-निन्दा' तथा 'आत्म प्रशंसा' से बचते रहें।

इस 'मनोराज्य' के शासक 'नकारात्मक सोच' को हम बलपूर्वक नहीं हटा सकते हैं। प्रायः 'हठयोग' की साधना में शरीर को कष्ट पहुँचाने के प्रति यही आग्रह रहा है। कुछ साधनाओं में यही सिखाया जाता है। जब मन इस निन्दक के आघात से बह जाये, आप वर्तमान से हटकर चित्त की अशुद्धियों में चले जायें, तो इतना जप करें, इतने उपवास करें, आदि-आदि।

यह मानसिक प्रक्रिया है। शरीर के प्रति कितना भी दमन करें, मन इससे और अधिक कुण्ठित ही होता है तथा अवधारणाओं में पुष्ट होने से, यह निन्दक और अधिक मज़बूत होता जाता है। अतः इस अवस्था में दमनात्मक अतियों से बचना चाहिए। जितना आप बलपूर्वक इसे हटायेंगें, यह उतनी ही मज़बूती से अपने प्रभाव को बढ़ाने के उपाय तलाश करता रहेगा।

तो हम क्या करें ? हमें अपने इस 'नकारात्मक मन' की पहचान है, हम इसके हमले के प्रति सचेत हैं, यह हमें कितना नुकसान पहुँचा गया है, यह जानते हैं। आगे अभी यह सक्रिय है, फिर हमें और क्या करना चाहिए? सच तो यह है कि हमारे पास इससे और भी अधिक शक्तिशाली मित्र है। वह हमारा विवेक है। हम अपने जीवन में उसका आदर नहीं करते हैं। प्राप्त सामर्थ्य का दुरुपयोग करते हैं।

तब यह नकारात्मक मन, 'बुद्धि चातुर्य' का हथियार लेकर, हमारी भूलों पर, उन्हें न्यायोचित ठहराते हुए अपनी प्रतिमा बना लेता है। यह भी हमारे मन का ही हिस्सा है। यह चिन्तन के रस से अपना पोषण पाता है तथा हमें पग-पग पर आहत करता रहता है। यह हमसे हमारा आत्म-सम्मान छीनता रहता है और हमारा आत्म-विश्वास चला जाता है।

तो हमें जीवन में प्राप्त 'विवेक' का आदर करना चाहिए। उसकी पहचान है। वह हमेशा सत्य पथ पर चलने का आग्रह करता है। 'सही' की पहचान उसके पास

है, पर उसकी कमज़ोरी है। वह एक बार ही इशारा करता है। उसे आदर दिया, वह आगे आ जाता है। अनादर हुआ, वह चुप हो जाता है। हाँ, विवेक जाग्रत होने के बाद, वह व्यक्ति के जीवन में मौलिक रूपान्तरण ले आता है।

आपसी संवाद बनाये रखें

हम अपने ही बारे में सोचते रहते हैं। हम क्या चाहते हैं, कभी सोचा ही नहीं। हमारे विचार क्या हैं, समझने का प्रयास ही नहीं किया। हम अपना ही साज़ अपने ही राग में बजाते रहे। 'तुम्हारी इच्छा है, सुनो या जाओ'। प्राय: रास्ते पर चलते-चलते हम अकेले ही रह जाते हैं। आत्महीनता की पहचान यहीं से होती है। जिन कारणों व मूल्यों को लेना चाहते हैं, अन्त में जब उनका खोखलापन पाते हैं, सामने दीवार-सी आ जाती है, तब हताशा उत्पन्न होती है। जीवन भर अपरिग्रह से रहे, सादगी रखी, ईमानदारी को मूल्य बनाया, पर जीवन के उतार में अचानक बह जाते हैं। लगता है कि जिन मूल्यों का पालन किया, वे बेकार गये, क्यों?

संवादहीनता क्यों?

प्राय: परिवार में बुज़ुर्ग अपनी शिकायतों के साथ पाये जायेंगे। जिन बच्चों के लिए अपना जीवन लगा दिया, उन्हें कैरियर दिया, सम्मानित जीवन जीने का आधार दिया, अब वे जब अशक्त हो गये हैं, आर्थिक आधार और शारीरिक क्षमता खो रहे हैं, तब वे बच्चे इधर झाँकते ही नहीं हैं। आने से बचते हैं, बात करने से कतराते हैं, क्यों? आज तकनीकी कौशल और वैज्ञानिक उपलब्धियों ने पूरे विश्व को नज़दीक ला दिया है। युवा पीढ़ी और बुज़ुर्गों के बीच फ़ासला दस-बीस साल का न होकर हज़ार साल का हो गया है। उनके पास जो ज्ञान का भण्डार है, वह हज़ार साल पुरानी किताबों पर आधारित है। नयी पीढ़ी के पास विज्ञान है, नयी तकनीक है, जीन-थ्योरी है, विकसित मनोविज्ञान है। नयी सोच अन्ध-विश्वास की इजाज़त नहीं देती।

संवाद टूटता जा रहा है। सम्भवत: हम प्रारम्भ में ही ग़लत रास्ते पर चलते हैं। जो नहीं हैं, वह होना चाहते हैं। जो नहीं है, वह बतलाना चाहते हैं। हम स्वयं दोहरा जीवन जीते हैं। परिणामत: हम जो चयन करते हैं, वह हमारा ही मार्ग होता है। हम इसे अपनी ही सुविधा के अनुसार बनाते हैं।

जब मार्ग हमने चुना है, तो उसकी सफलता-असफलता के हम ही दोषी होंगे। सम्भवत: हमने बच्चों की भाषा को समझा होता? हमने नीति-अनीति से धन कमाया, बच्चों पर लगाया, उन्हें ऊँची पढ़ाई करवायी, पर हम ग़लत कार्य भी कर रहे हैं, कभी हमने उन्हें बताया? बच्चे हमारे बारे में क्या सोचते हैं, कभी हमने पता लगाने का प्रयास किया? हम सार्थक संवाद की भाषा खो देते हैं।

यही स्थिति पति-पत्नी के बीच सहज सम्बन्धों की हो चुकी है। मैं एक बहुत बड़े व्यावसायिक प्रबन्धक जो अमेरिका में हुए हैं, उनकी आत्म-कथा पढ़ रहा था। वे विश्व की बहुत बड़ी कम्पनी के लम्बे समय तक मुख्य कार्यकारी अधिकारी रहे। लम्बे वैवाहिक जीवन के बाद जब उनके बच्चे भी बड़े हो गये थे, तब उनका पत्नी से तलाक़ हो गया। बच्चे पिता से जुड़े रहे।

माँ, ने अपने से कम उम्र के अभिभाषक से विवाह किया।

इस स्थिति पर विचार किया, ...दूसरी पत्नी इनके व्यावसायिक जीवन से घुल-मिल गयी, इनके विचारों को, इनके परिश्रम को उसने आत्मसात कर लिया। यहाँ वैचारिक साम्य एक सकारात्मक अमृत की तरह होता है, जो साथी को प्राण ऊर्जा प्रदान करता है, अन्यथा वह दूसरे की जीवनी-शक्ति को सोखता चला जाता है।

दूसरों के विचारों को समझें

हमें दूसरों के विचारों को समझना चाहिए, ...वे हमसे क्या चाहते हैं? ...वे हमारे बारे में क्या सोचते हैं? तथा जिन बातों पर, परिस्थिति पर हमने उन्हें बुलाया है, उनकी बात जाननी चाही है, वे क्या कह रहे हैं? पर होता इसके विपरीत है। हम उनके कहने के पहले ही अपना निर्णय दे देते हैं।

'हाँ, तुम क्या कहना चाहते हो?' 'कहो!' 'डरो मत!' 'साफ़-साफ़ बोलो।' पर, जब तक वह कुछ कहे, हम तत्काल अपनी मान्यता, अवधारणा को प्रकट कर देते हैं। प्राय: हम दूसरों से अपनी बात पुष्ट करवाने के लिए बात करते हैं। परिणाम यह होता है कि हम दूसरों से कटते चले जाते हैं।

आज माता-पिता भी बच्चों के साथ में श्रोता न रह कर, वाचाल हो गये हैं। आप दूसरों के तर्कों को भी सुनें। आपको जो बातें सही लगती हैं, उसे सामने

स्वीकार करें। सही बात को मानने से अहंकार नहीं टूटता, विवेक का आदर होता है। मोमबत्ती का हल्का-सा प्रकाश भी अँधेरे को हटाने में सक्षम होता है। परन्तु हम अपने दुराग्रह को नहीं छोड़ पाते। लगता है, दूसरे की सही बात भी मान ली, तो हमारा प्रभाव क्षीण हो जायेगा। यही भीतर हमारी नकारात्मक सोच को ताक़त देता रहता है। वह हमें सहज नहीं होने देता। तनावग्रस्त तथा बोझिल बना देता है।

सही का सम्मान करें

हाँ, अगर हम दूसरे के प्रति सहृदय रहें, तो हमें अपने भीतर के इस 'निन्दक', जो हमें निरन्तर आहत करता रहता है, हमारे स्वाभिमान को, सम्मान को छीन लेता है, उसके दबाव से हम मुक्त होने लगते हैं। 'सही का सम्मान', विवेक का आदर है और विवेक का आदर होते ही, हमारे सामर्थ्य का सदुपयोग होने लगता है।

प्राय: हमारा यह 'निन्दक' हर प्रसन्नता की घड़ी में उस आहत क्षण को, उस व्यक्ति को, जिसे हमने पीड़ा पहुँचायी है या जो हमें पीड़ा पहुँचा गया है, उसे मानस पर ले आता है। अचानक आया यह गर्म हवा का झोंका, वातावरण को विषाक्त कर जाता है। जो कल गुज़रा है, वह बार-बार कल्पना के साथ वर्तमान में उपस्थित हो जाता है। यही मानसिक तनाव का कारण है।

मन को तनावरहित करें

भारतीय धर्म-साधना में मानसिक पूजा करायी जाती है। देवी-देवता का ध्यान कर, उनकी मन के द्वारा, मन से जिस देवता का आह्वान किया गया है, उसकी पूजा का प्रावधान है। मुझे भी बचपन में पिता ने यह साधना सिखायी थी। पर, उनका तर्क दूसरा था।

उन्होंने बताया था, कि 'जिसने तुम्हें दुख दिया है, वह बार-बार तुम्हारे चिन्तन में आता है। तुम्हारा क़ीमती समय उसके चिन्तन में चला जाता है। जिससे तुम्हारे भीतर शोक उत्पन्न होता है, तनाव आ जाता है। तुम्हारी मानसिक शक्ति घट जाती है। तुम उसकी पूजा करो। उसका ध्यान करो।

उसकी मानसिक पूजा होगी। उसका चिन्तन करो। वह आये, तो उसका सत्कार करो। उसे पूज्य मान कर, उसका आदर करो। अगर तुमने अहित किया

है, तो उससे क्षमा माँगो, अगर रोना पड़ गया तो रोओ। तुम्हारे दिल पर रखा पत्थर हट जायेगा, उसके दिल में तुम्हारे प्रति अगर क्रोध होगा, तो अपने आप शान्त हो जायेगा।

हाँ, तुम उससे नाराज़ हो, वह तुम्हें गाली देकर गया है। उसने तुम्हारा अहित किया है, तुम्हारे भीतर उसके प्रति क्रोध हो, तो भी उसका आदर करो। उसे क्षमा करो, उसे प्रिय मान कर, उससे बातें करो, अपने मन से उसके प्रति भय, क्रोध बाहर जाने दो। कल्पना करो, वह आया है, जैसे चाय के ऊपर से भाप बाहर जाती है, तुम्हारी नस-नस से, रोम-रोम से क्रोध का भय या धुआँ बाहर जा रहा है। तुम्हारी देह हल्की हो रही है। तुम्हारा मन जो सुलग रहा था, शान्त हो रहा है। चेहरा धीरे-धीरे ढीला पड़ रहा है। खिंचाव जा रहा है। तुम जहाँ जिस तरह बैठे थे, वहाँ अब शिथिलता आ गयी है। तुमने उसे क्षमा कर दिया। शान्ति तुम्हारे भीतर आने लगी है, तुम्हारा भय चला जायेगा, क्रोध चला जायेगा'।

प्राकृतिक नियम

'कोई भी परिस्थिति, दुबारा उसी रूप में कभी घटित नहीं होती।' –यह प्रकृति का नियम है। समय निरन्तर बदल रहा है। हर आज, कल में ढल रहा है। यहाँ कुछ भी स्थायी नहीं है। हम ही निरन्तर सोचते रहते हैं। जो गुज़र गया है, उसे मन के काग़ज़ पर मन से ही खींच लाते हैं। जो आज का सुख है, उसे विषाक्त बना देते हैं।

हाँ, हमारा मन अगर स्थिर हुआ, शान्त हुआ, तो हर आने वाली परिस्थिति का सामना हम उत्तेजनारहित, आत्मविश्वास पूर्वक कर सकते हैं। हमारा उसके प्रति उत्पन्न हुआ शान्त भाव, उसमें भी परिवर्तन लाने में सफल होगा।

8

सही कार्य का ढंग

आप विचार करें, आपने जो भी किया, वह किसी भय के दबाव में या प्रलोभन के आग्रह से तो नहीं किया। कर्तव्यपालन से किये गये कार्य से कोई दोष नहीं लगता। फिर अस्वाभाविक परिस्थितियों में क्यों जाना पड़ा?

सबसे पहली बात तो यही है, अपना मूल्यांकन स्वयं के आधार पर ही होना चाहिए। हमें अपने को जाँचने का पैमाना ख़ुद बनाना है। हम जब दूसरों के आधार पर, परिस्थिति के आधार पर अपना मूल्यांकन करते हैं, तो इससे मन में मलीनता आ जाती है।

कार्य के प्रति रूचि रखें

जो प्राप्त हुआ है, उसके प्रति आपमें अरुचि है, खिन्नता है। जो नहीं मिला है, उसकी मनोहारी कल्पना है, यह आपको अशान्त रखती है। जो भी कार्य हमें मिला है, चाहे वह हमारी रुचि का है अथवा नहीं, यह इतना महत्वपूर्ण नहीं जितना उसे पूरी ज़िम्मेदारी से हमें उसे पूरा करना है। होता यह है कि जिस कार्य की हम प्रतीक्षा में रहते हैं, उस कार्य के हाथ में आते ही उसके प्रति हमारी रुचि समाप्त हो जाती है। हम तत्काल ही किसी नये विकल्प की खोज में लग जाते हैं।

जो नहीं है, उसकी ही कल्पना की जा सकती है। यहाँ जो भी है, वह तो सब परिवर्तनशील है। क्या यह दुनिया हमेशा एक जैसी रहेगी? क्या आप रहेंगे? इस में स्थायित्व तलाश करना ग़लत ही होगा। क्योंकि हमारा इसके साथ जो सम्बन्ध

है, वह सदा रहने वाला नहीं है। हाँ, जो भी परिस्थिति आज मिली है, आप इसका उपयोग कर सकते हैं। उसके आधार पर अपना महत्व घटाया या बढ़ाया जाना उचित नहीं है। आप और परिस्थितियाँ अलग-अलग हैं।

आप कल प्राध्यापक थे, आज अधिकारी हैं। आपका कार्य-क्षेत्र बदल गया है। क्या इससे आपकी योग्यता में परिवर्तन आया है। आप तो वही के वही हैं। कल आप महत्वपूर्ण पद पर थे, आज आप किसी कोने में आ गये हैं। क्या इससे आपका महत्व घट गया है। आप तो वही हैं। महत्व बस आपने अपना घटाया है। यह जो कुछ भी बाहर है, वह नित्य बदल रहा है। कल आपको दस लोग नमस्ते करते थे, आज कोई मिलने भी नहीं आता है, क्यों ? ...बाहर कभी एक जैसा नहीं रहा है। सब तेज़ी से बदल रहा है। शास्त्र कहते हैं, 'कल जिस नदी के जल में स्नान किया था, वह जल आज नहीं है'। गौतम बुद्ध कहा करते थे, 'जिस दीप को कल जलाया था, सुबह जिसे बुझा रहे हो, वह लौ अब नहीं रही। इन दोनों के बीच में रात भर में हज़ार बार लौ मिटी है, फिर नयी जली है'।

हमारी ग़लती यही होती है, हम हर बार पुराने को ही दोहराना चाहते हैं। उन्हीं रिश्तों को उसी रूप में पाना चाहते हैं, जो तीस साल पहले थे। इतने अर्से में शरीर ही नहीं बदलता, चित्त भी बदल जाता है।

वस्तु वही है, इसका आप मात्र सदुपयोग कर सकते हैं। इससे आसक्ति रखना व्यर्थ है। यह तो सदा रहने वाला है नहीं। फिर इसके आधार पर अपना महत्व घटाना या बढ़ाना उचित नहीं है। हम अपनी ही नज़रों में अपना महत्व गिरा लेते हैं। कार्य छोटा है या बड़ा, यह महत्वपूर्ण नहीं है। महत्वपूर्ण है- आपका उसमें रुचि लेकर उसे उत्कृष्टतापूर्वक पूरा करना।पर यही नहीं होता है। हम दुखी मन से वह कार्य करते हैं। हमेशा तनावग्रस्त रहते हैं। बाहर का ही दबाव रहता है, चाहे प्रलोभन हो या भय, एक नीरसता हमेशा बनी रहती है। अपने ऊपर विश्वास रखना ही महत्वपूर्ण है।

यह सब हम करते हैं, बाह्य से प्रभावित होकर, उससे ममता रखने से। वह तो न कल आपका था न आज है, न कल रहेगा। फिर उससे इतनी आसक्ति क्यों ? इसी से दीनता और अहंकार आता है। जो आपका है ही नहीं, जो दूसरा है, उससे जब आसक्ति बढ़ जाती है और वह उपेक्षा करता है, तब दीनता का आना

आवश्यक है। हम वहाँ अपेक्षा रखते हैं, उनको ऐसा करना था, वैसा करना था। यह होना चाहिए, पर जब वह नहीं होता है, तो मन में क्षोभ उत्पन्न हो जाता है। हम दुखी हो जाते हैं, तनाव आ जाता है, रक्तचाप बढ़ जाता है। सच तो यह है कि जो याचक होता है, उसका कभी कोई आदर नहीं करता है। परन्तु कभी हमारा मनचाहा हो जाता है। जैसा चाहा, वैसा घट जाता है, तब अहंकार आ जाता है।

अब या तो अहंकार में जलेंगे या दीनता में गिरेंगे। इससे परे भी रहना होता है, वहाँ न उपेक्षा है और न किसी की उपेक्षा से उत्पन्न जड़ता है। क्योंकि जब बाह्य में ममता का, राग का सम्बन्ध टूटने लगता है, तब जो सम्बन्ध जोड़ने वाली वृत्ति 'मन' है, उसे स्वाभाविक स्थिरता प्राप्त हो जाती है, जिसमें कामनाएँ स्वत: गिर जाती हैं। तब हम दूसरों से कोई अपेक्षा ही नहीं रखते हैं। हमने अपना कार्य किया, यह हमारा कर्तव्य था। दूसरे, चाहे हमारे परिजन हों, पड़ोसी हों, हमें उनके प्रति यह आशा नहीं रखनी है कि वे भी उसी तरह व्यवहार करेंगे। अगर हम ऐसा सोचते हैं, तो यह हमारी ग़लती है।

पत्ते का पीला पड़ना ज़रूरी है। फिर पत्ता हवा के झोंके से टूट कर गिर जाता है। यह जो चिपकाव है, गीलापन है, यही तो बाँधता है। जब तक कामनाओं का भटकाव है, वास्तविक जीवन से आप दूर हैं। कामनाओं के गिरने से जो प्राप्त होगा, वही वास्तविक जीवन है।

इसलिए जो मिला है, वही श्रेष्ठ है। उसे पूरी योग्यता, क्षमता के साथ जियें। जीवन जीने की कला यही है। अभी तक क्या हो रहा है? जो प्राप्त हुआ है, उससे निराशा है, जो नहीं मिला है, उसकी आशा में बैठे हैं। जब वह भी आ जायेगा, तब उससे भी निराशा होने लगेगी। क्योंकि वास्तविक अड़चन तो आपका मन है, जो कहीं भी शान्त नहीं रहना चाहता है। उसका निरन्तर इधर-उधर भटकाव ही समस्या है।

जो प्राप्त हुआ है, वह भी तो आपने ही चाहा था। हाँ, यह बात दूसरी है कि वह आपको आज विस्मृत हो गयी। पर, जो प्राप्त हुआ उससे तो निराशा है और जो नहीं मिला है, उसकी प्राप्ति के लिए आपका मन बेचैन है।

इन अस्वाभाविक इच्छाओं का त्याग ही होना आवश्यक है। इसके लिए संन्यास लेने की, जंगल जाने की कोई ज़रूरत नहीं है। हाँ, जो कर सकते हैं, जिसके लिए

आप स्वतन्त्र हैं, वह यह कि दूसरों के प्रति आपके मन में दुर्भावना नहीं हो। आप किसी का बुरा नहीं चाहें। जैसा जिसका कर्म-फल है, उसके हिसाब से उसे जो प्राप्त होना है, वह प्राप्त होता रहेगा और दूसरी बात है कि आप जो भी कार्य कर रहे हों, वह भय तथा प्रलोभन से रहित होना चाहिए। स्वाभाविक कर्तव्य-कर्म से वह होना चाहिए। बच्चों को इसलिए योग्य बना रहे हैं कि वे बड़े होकर हमारे काम आयें, यह ग़लत है। उन्हें क्या करना है? क्या उचित है, क्या अनुचित? यह उनके विवेक पर निर्भर है। हाँ, हमें अपना कर्तव्य पूरी तरह निभाना चाहिए।

जो हमें नहीं करना है, जो ग़लत है, जो विधि-विरुद्ध है, उसे विवेक के आधार पर, उसका आदर करते हुए, उसे ग़लत मानते हुए छोड़ देना चाहिए। भय से किये गये कार्य से, चित्त जिस प्रभाव को ग्रहण करता है, वह संस्कार का हिस्सा बन जाता है। जिसमें व्यक्तित्व दीनता व हीनता में चला जाता है। एक तो हमने ग़लत कार्य किया, दूसरा भय से किया, इससे चित्त में अस्वाभाविक मलीनता आ जाती है। हम अपने ही भीतर टूट जाते हैं। अकेले होते ही मन कहता है- 'यह तुमने ग़लत किया है'। हम अपने आपको समझाते हैं- 'वह तो परिस्थिति ही ऐसी थी कि करना पड़ गया'। परन्तु भीतर से मन निरन्तर कचोटता रहता है। तनाव का यही मुख्य कारण होता है।

जब लालच से या लोभ से कार्य किया जाता है, तब उसका प्रभाव चित्त पर बुरा ही पड़ता है। हमारे भीतर निरन्तर जहाँ चित्त संग्रह करता है, वहीं हमारा मन दूसरी ओर हमें हमारी ग़लतियों पर टोकता रहता है। हम निरन्तर विचारणा के दबाव में रहते हैं। सोचते हुए क्रियारत रहते हैं। चाहते हैं कुछ और करना, हो कुछ और जाता है। इसलिए कर्तव्य-कर्म को करते समय यह ध्यान रहे कि हमारा कर्म प्रदूषित नहीं हो। यह भय और लोभ के दबाव से मुक्त हो। अधिक से अधिक वर्तमान में रहें।

सही तरीक़े से करें

जब हम जो करना चाहते हैं, वह नहीं कर पाते हैं, तो इससे हताशा पैदा हो जाती है। या तो हमारे भीतर उस कार्य को करने के लिए जो शक्ति आनी चाहिए थी, वह नहीं है। साथ ही जो नहीं करना चाहते हैं, वही करते चले जाते हैं। यह

असफलता क्यों मिली है? यह प्रश्न महत्वपूर्ण है।

पुनरावलोकन करें

हमें सावधानी से इस पर विचार करना चाहिए –

1. क्या ईश्वर की इच्छा यही थी?

2. हमने मान लिया भाग्य में ही यह लिखा था।

3. हमारा पुरुषार्थ ही इस लायक़ नहीं था।

हमें सावधानीपूर्वक (1) घटनाओं का (2) कामना का (3) किये गये प्रयास का सतत अध्ययन करना चाहिए।

इस समय यह ध्यान रखें– अवलोकन स्वच्छ व निरपेक्ष हो। न तो किसी बाह्य विकार का आरोपण करें, न ही अपने आपको न्यायोचित ठहराने का प्रयास करें। जो दिख रहा है, उससे भय पैदा नहीं होने दें, न ही इसे लें।

सतत निरीक्षण से स्पष्ट पता लगेगा कि यह कर्म विवेक के प्रकाश में त्याग देने योग्य है अथवा नहीं? हम ग़लत तो नहीं कर रहे हैं? जो किया जा रहा है, वह उचित है अथवा नहीं? हमें स्वत: पता लगेगा कि हमारा जो कर्म है, वह स्वाभाविक व सहज है अथवा नहीं? या स्वयं हमारा चित ही अशुद्ध है? या हम भय अथवा प्रलोभन से यह कार्य करने जा रहे हैं?

प्रलोभन या लोभ से अर्थ है कि वस्तु, व्यक्ति, विचार के प्रति यह लोभ बना रहता है कि इससे हमें सुख मिलेगा। भय यह रहता है कि यह परिस्थिति कल नहीं मिलेगी। अपने भीतर अपने चित्त के सतत निरीक्षण से हमें अपने सामर्थ्य तथा अपने करने, न करने के अभिप्राय की सही-सही जानकारी होने लगती है। देखने मात्र से ही गन्दगी, जो मलीनता आ रही थी, वह हटने लग जाती है।

सहनशीलता रखें

कोई भी कार्य आप प्रारम्भ करेंगे, समस्याएँ तो आयेंगी ही। परन्तु उसका समाधान हमें मिलने लगता है, जब इस कर्तव्यपालन से जुड़ जाते हैं। पर यही

नहीं होता है, हम कर्तव्यपालन से कर्म को नहीं करते हुए, उसे भय या लालच से करते हैं। प्राप्त ज्ञान का आदर करते ही क्या करना है? क्या नहीं करना है? इसका ज्ञान होने लगता है। पर, हम स्वतः प्राप्त ज्ञान का आदर नहीं करते हैं। प्रकृति हर कार्य के प्रारम्भ में हमें ज्ञान देती है, परन्तु हम ज्ञान का आदर नहीं करते हुए कर्तव्य से उदासीन हो जाते हैं। इससे कर्तव्यपालन नहीं होता है।

जब तक शरीर है, क्रिया तो रहेगी ही। कुछ न कुछ तो आपको करना ही होगा। फिर वही होता है, जो आप नहीं करना चाहते हैं। वही होना शुरू हो जाता है। आप जाल में फँसते जाते हैं। आपको जो भी सामर्थ्य मिली है, वह प्राकृतिक विधान से आपको प्राप्त है। वह मात्र सदुपयोग के लिए ही है, इसीलिए जो प्राप्त नहीं हुआ है, उसका चिन्तन ही व्यर्थ है। जो मिला है, उसका सदुपयोग ही सार है। हाँ, अनुकूलता कम मिलती है। प्रतिकूलता बिना बुलाये आती है। उसे सहन करें।

गीता में यह कहा गया है –

"तान तितिस्तस्व भारतः", वेग को सहन करना ही सार है।

कहीं भागना नहीं है। बस भोगना है। सामना करें। **'न दैन्यं न पलायनम्'**

इसीलिए, जब तितिक्षा की साधना बढ़ती है और हर परिस्थिति का हम मुक़ाबला वीर की तरह करते हैं, तब स्वतः चित्त की शुद्धि प्राप्त होने लगती है। मन जो है, वह शक्तिशाली होने लगता है। मन की गति उसकी चंचलता है, मन की स्थिरता उसकी शक्ति है। तब वह भय और प्रलोभन से मुक्त होने लगता है। जब जो करने वाली बात है, वही होने लगती है। न करने वाली बात अपने आप दूर हट जाती है? उत्पन्न ही नहीं होती है, तब जो होना है, वही होने लगता है तथा जिससे छुटकारा होना चाहिए था, वह होने लग जाता है।

बहुत ही सीधा-सा नियम है – जो आपको नहीं करना चाहिए, वह नहीं करें। आपके भीतर से भय हटने लग जायेगा। पहली बात तो यह कि आप ग़लत कार्य से बचें, जिसे आप स्वयं अपने विवेक से ग़लत मानते हैं, उससे बचें, उसे न करें। आपने जो ग़लत कार्य किया है, उससे दूसरों को दुख पहुँचा

है। उसके दुख से आप दुखी होते हैं, तो ग़लत कार्य का दोष कम होने लग जाता है। **'आत्मवत् सर्वभूतेषु-सर्वभूतेषु हिते रतः'** यही भावना हमारे भीतर रहनी चाहिए। इससे जो कार्य होना है, वही होने लगता है। अनावश्यक चिन्तन के हटने से, अनावश्यक कार्य अपने आप छूटने लगते हैं। विवेक विरोधी कार्य न करें, यह संकल्प लें।

जो कर सकते हैं, करें

जो कार्य सामर्थ्य की सीमा से बाहर हैं, आप उन्हें करने के लिए प्रयत्नशील हैं। पर पाते हैं कि आपके सामर्थ्य की सीमा वहाँ तक नहीं पहुँचती है। उन्हें आप ईश्वर के, भाग्य के, नियति के हवाले छोड़ दें। धरती में जो बीज है, वह आज नहीं तो कल अनुकूल वातावरण पाकर अंकुरण लेगा ही। हाँ, जो कार्य आपकी सीमा में हैं, उन्हें कर देना चाहिए। इससे भीतर बोझ कम होगा, वहाँ विचारों का प्रवाह कम घनीभूत होगा, मन की शक्ति बढ़ेगी तथा आपका नकारात्मक मन, जो भीतर से बार-बार तरह-तरह के रूप-प्रतिरूप धारण कर आपकी चेतना को प्रभावित करता है, वह असहयोग पाकर, अपनी शक्ति हीन होने लगेगा।

आप ध्यान रखें, भीतर उठने वाली हर लहर मामूली नहीं है। आपकी चेतना को प्रदूषित कर बहा ले जाने की उसमें सामर्थ्य है। उसके साथ असहयोग ही साधन है। जो धक्के लगें, उन्हें बर्दाश्त करें। यही तितिक्षा है, यही चट्टान हो जाना कहा जाता है। लहरें आयें, उठें, टकरा-टकरा कर लौट जायें, तभी आप इस नकारात्मकता से बच पायेंगे। सकारात्मकता तो उपलब्धि है, फल है, जो अनासक्त, शान्त, क्रियारत मन की सहज प्राप्ति है।

9

अपनी कार्य क्षमता बढ़ाएँ

आपका यह बार-बार कहना कि हमने यह किया, हमने वह किया और बदले में हमें क्या मिला? सोचें, क्या ऐसा सोचना उचित है? आप ऐसा कर सकते थे, घर वालों को, मित्रों को आपसे अपेक्षा थी, आप इस लायक़ भी थे, अत: आपने किया। आज आपको बदले में क्या मिला? इसका आकलन कर उदास होते हैं, तो अपने आपसे पूछें, 'सचमुच आपने जो कुछ किया, क्या इसी आशा से किया था?'

आप यह सोचें-साथ क्या लाये थे। बचपन माता-पिता के पास बीता। शारीरिक योग्यता बनी, मानसिक योग्यता बनी, बौद्धिक योग्यता बनी। उन्होंने अपना उत्तरदायित्व पूरा किया। जो वह नहीं कर सकते थे, दूसरों के माध्यम से हुआ। आपकी आज जो योग्यता है, चाहे शारीरिक हो या बौद्धिक हो या आर्थिक हो, क्या आपकी व्यक्तिगत है? सोचें!

क्या इस पर समाज का पूरा हक़ नहीं है? हमतो परिवार का भी हक़ इस पर नहीं मानते हैं। एक ही दिन, एक ही क्षण में सब पुराना भूल जाते हैं। यह सब प्राकृतिक विधान से और न्याय से हमें मिलती है। हमारा कर्तव्य बनता है कि हम इसे निरन्तर आगे बढ़ायें और जिसके लिए है, उसे अधिक से अधिक देने का प्रयास करें।

सोचें, आप जो कार्य करते हैं, जिस कर्म में लगे हुए हैं, यह सामग्री कहाँ से आयी है? छोटे से छोटा काम भी होता है, तो जो साधन-सामग्री हमें प्राप्त होती

है, वह हम बाज़ार से लाते हैं, बाज़ार में धन देते हैं। धन हमने अपनी बौद्धिक या मानसिक सामर्थ्य से कमाया है। यह सामर्थ्य अगर हमारा होता, तो हम हमेशा अपने पास रख सकते थे?

हमारी क्षमताएँ

सिकन्दर के लिए कहा जाता है कि जब उसे यह अहसास हुआ कि जो सामर्थ्य उसने जुटायी है, उसके साथ नहीं जा सकती है, तो उसे अपने द्वारा जीती गयी लड़ाइयों का उत्साह जाता रहा।

आप विचार करें! आप जो कार्य करते हैं, क्या उसका परिणाम वही होता है, जो आपने चाहा है, सोचा है? कर्तुम, अकर्तुम, अन्यथा कर्तुम। कई बार तीसरा विकल्प पूरा हो जाता है? क्योंकि फल भी हमारे हाथ में नहीं है। काश्तकार जानता है, बीज बोना उसके हाथ में है, दवा-खाद, सिंचाई की व्यवस्था करना उसके हाथ में है, पर फ़सल जो आती है, वह उसके हाथ में नहीं है। कर्म का फल हमारे हाथ में नहीं है।

इसीलिए जो विवेक हमारे पास है, उसके आलोक में उसे करें। मात्र प्राप्त परिस्थिति का सदुपयोग आपके हाथ में है।

ध्यान रखें

सुबह से शाम तक आप कितने लोगों से मिले हैं? पता करें, ...क्या किया? कितने लोग यहाँ आये, आपने उनसे बातें कीं? क्या वो बोले या आपने उनको सुना या आपही बतियाते रहे?

कितना अनर्गल हम बोलते हैं? क्या कभी सोचा है, कइयों से आपने वादा किया, उसको आपने पूरा किया ? विचार करें, कल आप उनका काम कर पायेंगे या उन्हें फिर झूठ बोलकर दिलासा देंगे? किसने आपको सही बोलने से रोका? किसने आपको कम बोलने से रोका? आपने कभी अपनी इन ग़लतियों को नहीं देखा। क्योंकि आप हमेशा दूसरों की ग़लती ही देखते रहे।

आपके भीतर क्या है? वही तो आपका सच है। कितने विचार उठते हैं? कभी पता लगाया कि कितने ऊल-ज़लूल विचार उठते हैं? क्या आप उन्हें यहाँ

प्रकट कर सकते हैं? महत्वपूर्ण है, आपके आचरण में यह कितना आया है? विवेक का आदर कर, उसके ज्ञान को अपने आचरण में लायें। जो आपके द्वारा जाना गया है, वह आपका है, वह विवेक ने सौंपा है, उसका आदर करें।

निरन्तर अपने भीतर हम वस्तुओं को जमा करते जाते हैं। संग्रह और बाहर करना तो बाद में आता है। पहले भीतर जमा होता है। राग, उसे अपने भीतर चिपकाता चला जाता है। व्यक्ति हो, चीज़ें हों, घटनाएँ हों, हम सबसे आकर्षित होते हुए उनको अपने भीतर स्मृति में रखे चले जाते हैं।

'संन्यास', भगवा वेश धारण करता नहीं होता है। आज जिसको देखें, उसने भगवा तो धारण कर लिया है, पर गृहस्थों से अधिक संग्रह करता है। अपनी-अपनी एफ.डी.आर. को छिपाये फिरते हैं। प्लॉट ख़रीदते हैं। हरिद्वार में तो ख़ून-ख़राबे इसी संग्रह को लेकर हो रहे हैं। 'संन्यास' अपने भीतर इसी वस्तु का जो संग्रह है, जो आकर्षण है, उसे हटा देना है।

छोड़ने पर आग्रह नहीं

वस्तु तो रहेगी, जगत भी रहेगा, संसार यथावत रहेगा। आपका परिवार यथावत रहेगा, यहाँ छोड़ने की बात नहीं हो रही है। सब कुछ रखें, करें, पर अपने भीतर जो निरन्तर यह वस्तुओं के प्रति राग है, जो चिपकाव है, इसे हटाते जायें। सम्बन्ध हमारा मात्र कर्तव्य का है। कर्तव्य का स्वरूप सेवा में होता है। जब हम यह सम्बन्ध मोह और भोग का रखते हैं, तब हमारी इनसे आसक्ति हो जाती है और जिसके प्रति आसक्ति होती है, उसका निरन्तर चिन्तन होता है। जिसका चिन्तन होता है, उसकी दासता बन जाती है। यही पराधीनता है, जो कभी सुखी नहीं होने देती है।

नारद वाली कहानी है-

उन्हें अपनी साधना पर गर्व था। भगवान विष्णु के पास गये। भगवान ने उनसे कहा 'प्यास लगी है, एक लोटा पानी ले आओ'। नारद पानी लेने गये। वहाँ भगवान ने अपनी माया से सृष्टि रच दी। जंगल में ही कुटिया बन गयी। एक सुन्दर-सी बाला वहाँ आ गयी, नारद ने एक लोटा पानी माँगा। वे उस पर मोहित हो गये। अपने मन की बात कही। बाला बोली 'आप यहाँ विश्राम करें। मेरे पिता बाहर गये हुए हैं। वे आ जायें, वार्ता कर लें'। कहानी लम्बी है। नारद ने उससे

विवाह किया, परिवार बसाया। एक दिन बाढ़ आयी, ...सब बहने लगा, ...नारद ने प्रभु को पुकारा, ...वे बोले, 'भई मैं तो प्यासा हूँ, मेरे पानी का क्या हुआ'?

अब आप पूछें, पता करें, आपके सवाल का क्या हुआ? कितना पाया, कितना खोया? क्या अपने ज्ञान का आपने आदर किया, उसे व्यवहार में लाये या संसार को ही सत्य मान कर अपने आपको उसी का प्रतिरूप मानते हुए इस सम्बन्ध को सत्य जान कर, अपने अस्तित्व को ही भूल गये। 'मैं' और 'मेरा' ही संसार से सम्बन्ध जोड़ता है। फिर जो संकल्प उठते हैं, उनकी पूर्ति और अपूर्ति का भाव ही दुख बनता जाता है।

सुख पाना ही सार है

सुख से ही शान्ति का मार्ग जाता है। दुख से नहीं। दुख में सदा अभाव बना रहता है। चित्त भयभीत रहता है। पर सुख भी दास बनाता चला जाता है। यहाँ अगर सन्तुलन नहीं आया, तो दुख तो आयेगा ही, अशान्ति भी आती चली जाती है।

सुख का सदुपयोग, प्राणी-मात्र के प्रति प्रेम आदि सेवा में है। आप पता करें, आपने सदुपयोग किया या दुरुपयोग? आपने अपने होने से, अपने अस्तित्व से, अपने पारिवारिक लोगों के अलावा अन्य किसी को भी लाभ पहुँचाया या नहीं? किसी का अनादर या अपमान तो नहीं किया? सुख का सदुपयोग सेवा में है। समाज में अनेक लोग आपकी सहायता के लिए तरसते हैं। किसी को आर्थिक, किसी को मानसिक, किसी को अन्य प्रकार की सहायता की ज़रूरत है।

परमात्मा सबको बराबर तो बनाता नहीं है। सबकी योग्यता अलग-अलग है। जो अधिक योग्य हैं, उनका फ़र्ज़ बनता है कि वे कम योग्यता वाले की आवश्यकतानुसार सहायता करें।

विचारणा ही बाधक है

यहाँ आते-आते कितने विचार आपके मन में आये? कुछ का तो आपको पता ही नहीं लगा। सूर्य जब तपता है, वह समुद्र से पानी खींच लेता है। उससे ही बादल बन जाते हैं और जब वर्षाकाल होता है, तो ये बादल सूर्य को ही ढक लेते हैं। कभी इस स्थिति पर सोचा है?

मन ही विचारों का जनक है। आपके विचार ही उसकी सत्यता को ढक लेते हैं। जैसे सूर्य बादलों को हटाने में समर्थ है, उसी प्रकार मन ही उससे जो विचार उठते हैं, उन्हें हटाने में समर्थ है। लेकिन यह तभी सम्भव हो पाता है, जब हम अपने भीतर जो वस्तुओं का, जगत का, संसार का संग्रह है, उससे अपना सम्बन्ध हटा दें या अपने मन को जो निरन्तर संसार में भटकता रहता है, वहाँ से हटा दें।

जब तक यह सम्बन्ध बना रहेगा, ...विचारणा का प्रवाह यथावत रहेगा। क्योंकि क्षण भर में ही अनेक विचार उत्पन्न होते रहते हैं। संसार तो यथावत रहेगा और आप भी रहेंगे। यहाँ कहीं हिमालय पर जाने की बात नहीं हो रही है। आपको यहीं रहना है। यहीं रह कर सारे कार्य करने हैं। पद के अनुरूप अभिनय तो होगा, पर पद के प्रति राग नहीं रहेगा। जब यह सम्बन्ध टूटने लगता है, तब अनावश्यक विचारणा का प्रवाह कम होता जाता है। इससे अहंकार जो स्थूल था, वह पिघलने लगता है। उसके पिघलते ही जो भेद एक-दूसरे के बीच में आ जाता है, वह मिटने लगता है। तेरा-मेरा कम होते ही राग भी फीका पड़ने लगता है।

राग, चिपकने की आदत है। हमारे भीतर यह स्वाभाविक आकर्षण होता है। हम जो भी वस्तु, ख्याति, परिस्थिति हमें प्रिय लगती है, उसके प्रति सम्मोहित हो जाते हैं। ये सम्बन्ध हमारी स्वीकृति पर ही टिकते हैं। आप मानते हैं, ये अपने हैं, मित्र ही नहीं दुश्मन भी अपने होते हैं। आप रात-दिन उनकी चिन्ता में रहते हैं। उस घटना को भुलाये नहीं भूलते, क्यों ? घटना आपसे चिपक गयी है या आप घटना से चिपक गये हैं। सम्बन्ध जोड़ना या रखना आपके ऊपर है, सम्बन्ध ही दुख-सुख के कारण हैं।

दुखान्त सम्बन्ध ज्यादा हैं, इसलिए जीवन में दुख ज्यादा हैं। इन सम्बन्धों का मुख्य कारण आपके भीतर का 'राग' है। वही बार-बार बीज को अनुकूल वातावरण देकर अंकुरण की क्षमता प्रदान करता है। इस पर विचार करें! आप अपने भीतर किसे आदर दे रहे हैं? विवेक तो यही कहेगा, जो घट गया है, वह घट गया है, चिन्तन व्यर्थ है। पर आप जाने-अनजाने उसके चिन्तन में चले जाते हैं। ज़रा-सा ध्यान हटा, क्षण भर में भीतर से प्रवाह आता है, क्षण भर में पचास विचार आ जाते हैं और आप बह जाते हैं।

ध्यान यही है। यह बहाव, बहाकर नहीं ले जाये। बन्दर को देखा है, वह सामान उठाने से पहले, आपकी ओर देखता है। आपने आँख मिलायी, वह वहीं ठहर जायेगा। आपका ध्यान हटा, पलक झपकते ही वह सामान लेकर चल देगा। यही हाल आपके मन का होता है, ध्यान हटते ही वह कहाँ से कहाँ चला जाता है? ध्यान निरन्तर वर्तमान में रहने का होता है। हम जो भी कार्य कर रहे हों, मन अधिक से अधिक वहीं रहे, यही ध्यान का रहस्य है।

10

सफलता की ओर

सभी सांसारिक कार्य करते समय मन किसी प्रकार की उत्तेजना और विकार से रहित, शान्त रहे। यही सफलता पाने का रहस्य है।

'मन' उत्तेजना व विकाररहित, शान्त रहे

इस पर विचार करें! क्या यह हो पाया है? आपही बतायें, पता करें। दूसरे को क्या पता और वह क्यों पता करे? पहले उत्तेजना मन में आती है और वह जब निरन्तर रहने लग जाती है, तब शरीर पर जो प्रभाव पड़ता है, वह बढ़ा हुआ रक्तचाप होता है। वही बीमारी का कारण बन जाता है।

मन को कार्य करना ही होगा। वह निरन्तर इन्द्रियों को गति देता रहता है, इन्द्रियाँ विषय से जुड़ी रहती हैं। यह स्वाभाविक क्रिया है। मन के शान्त होने पर उसके निष्क्रिय होने पर यह सम्बन्ध टूटने लगता है, पर यही होता नहीं है। यहाँ कुछ भी स्थिर नहीं है, स्थायी नहीं है। पृथ्वी भी अपनी धुरी पर निरन्तर घूमती रहती है। उसकी इस गति से सब परिवर्तन होते हैं। कल जहाँ राजा-महाराजा थे, उनकी तूती बोलती थी। आज वो चले गये, दूसरे आ गये हैं, कल यह भी नहीं रहेंगे। जो चला गया है, उसे वर्तमान में घसीटना उचित नहीं है। जो कल आयेगा वह वर्तमान से ही प्राप्त होगा। अत: वर्तमान में किया गया कर्म और उसमें रहने की अवस्था ही महत्वपूर्ण है। मन निरन्तर वर्तमान में रहता हुआ उत्तेजना व विकाररहित होना चाहिए।

हम क्या करते हैं, निरन्तर अपने संग्रह को बढ़ाते चले जाते हैं। वही हमें लहरों से उछाल खाकर क्रियाशील बनाता जाता है। उससे जो विचारधारा निरन्तर उठती है, वही हमारा सही स्वरूप है, जो हमें दिखता है। हम बाहर कैसा भी नाटक करें, शान्त रहें, पर भीतर अगर उत्तेजना है, तो ज़रा-सी बात होते ही तूफ़ान की-सी लहर प्रकट हो जाती है। वहाँ जो संग्रह है, उसे ही बाहर आना है। सारी साधनाएँ जो द्रष्टा होने की बात करती हैं, वह इसी कारण से है।

जीवन और जगत से कटकर कहीं जाना नहीं

हमें साधना के नाम पर जीवन और जगत से कटकर कहीं जाना नहीं है। भगवान श्रीकृष्ण ने गीता का उपदेश युद्धक्षेत्र में ही दिया था। अगर वे हिमालय पर जाकर किसी गुफा में उपदेश देते, तो बात दूसरी थी। पर व्याख्याकारों ने अपनी व्याख्या से सारा प्रसंग ही बदल दिया है। वे उसे जीवन और जगत से काटकर संसार से परित्याग के अर्थ में तथा भक्तिमार्गी उसका दूसरा ही अर्थ करने लगे हैं। जाना कहीं नहीं है। जिस दिशा में, जिस कोण में वास्तुशास्त्री पूजा का स्थान बतायेंगे, वह ही बदल जाता है। जब धरती घूम रही है, तब क्या शुभ और क्या अशुभ? सब नहीं बदल जाता है।

रास्ता यहीं है

हम जीवन और जगत की अवहेलना करके कहीं और बाहर जाकर शान्ति पाना चाहते हैं। होना यह चाहिए कि कहीं भी जाने की ज़रूरत नहीं है। जो जहाँ भी है, उसे जो भी परिस्थितियाँ मिली हैं, वही उसकी साधन-सामग्री है, रास्ता वहीं से प्राप्त होगा। रहना तो मन को है, होना तो मन को है। देह को कहीं पर भी ले जाओ, कोई फ़र्क़ नहीं पड़ने वाला है। मन को विकाररहित, उत्तेजनारहित शान्त रहना है। इसलिए साधक के लिए जो भी परिस्थितियाँ प्राप्त हुई हैं, वे महत्वपूर्ण हैं।

वही उसका स्वधर्म है, उसका उसे पालन करना है। जो संग्रह मिला है, जो विकार हमें दिखायी देते हैं, उसे हटाना है। पर, यह याद रहे, यहाँ दमन नहीं करना है। बलपूर्वक जिसे दबाया जाता है, वह लौट-लौट कर बाहर आता है। इससे क्या होता है। जैसे छोटे बच्चे को मना कर देते हैं कि मेहमान आ रहे हैं, बोलना मत। उसे लालच भी दिया जाता है। पर, होता क्या है, मेहमानों के आते ही वह

बोलना शुरू कर देता है और जितना मना किया जाता है, वह और ज्यादा बोलता व ऊधम मचाता है। इसलिए चित्त को दबाकर रखना सारहीन है।

जो अतीत का प्रभाव भीतर से उठता है, वह वर्तमान की घटनाओं से, परिस्थितियों से सम्बन्ध जोड़कर विचारधारा का तेज़ प्रवाह सतह पर ले आता है। वर्तमान परिस्थिति निराशाजनक है। असफलता हाथ आयी है, तब स्मृतियाँ अनेक वैसी ही परिस्थितियों के प्रभाव को सतह पर लाकर, तुरन्त उससे सम्बन्ध जोड़ देंगी। सारा दृश्य ही निराशाजनक हो जायेगा। यही ध्यान रखना है- विवेक के द्वारा, अतीत से आने वाले इस प्रवाह से वर्तमान की परिस्थिति के संयोग होने पर निगाह रखनी है। यही 'सर्तकता' कहलाती है।

बीमार को देखने गये, अस्पताल में आते ही पुरानी घटनाओं की जो स्मृति मन में पड़ी हैं, स्मृति उन्हें सतह पर ले आती है। अचानक जो वर्तमान दृश्य है, हम उसके साथ उन अनेकों दृश्यों के प्रभाव व प्रवाह को जोड़ देते हैं और बह जाते हैं। हमें याद ही नहीं रहता, हम क्या कर रहे हैं? क्या कह रहे हैं? यही हम अपने साथ करते हैं। हम वर्तमान की चुनौती का सामना ही नहीं कर पाते हैं।

वर्तमान कार्य ही सर्वोत्तम कार्य है

वर्तमान कार्य ही सर्वोत्तम कार्य है, वर्तमान क्षण ही सर्वोत्तम क्षण है। इस रहस्य को जान लेने पर आगे इसका आदर होते ही, 'मन' स्वभाव से वर्तमान कर्म में लग जाता है। वर्तमान-कार्य ठीक होने पर, स्वभाव में शान्ति प्राप्त होने लगती है। चित्त के विकाररहित होने पर, अगर यह स्थिति बनी रहती है, तो भूतकाल का अशुभ परिणाम भी हो, तो वह कटने लग जाता है। यह एक प्राकृतिक विधान है।

कितने भी प्रायश्चित करें, कितने भी दान-पुण्य करें, जप-तप सब शारीरिक क्रियाएँ हैं। इससे कोई फ़र्क़ पड़ने वाला नहीं है। मुख्य बात है, ग़लती को ग़लती मानकर, जानकर न करने का संकल्प जब दृढ़ होने लगता है, तब वर्तमान कार्य में मन जितना लगने लगता है, मन उतना ही शक्तिशाली होने लगता है। मन की शक्ति, उसकी बाह्य जगत में निष्क्रियता में है। वहाँ उसका भटकाव कम होने लगता है। तब जो शक्ति प्राप्त होती है, उससे उसका भविष्य भी उज्ज्वल होने लगता है।

वर्तमान के बिगड़ने से ही भविष्य असुन्दर बन सकता है। यह एक सत्य है। पर हम इस पर विश्वास नहीं करते। वर्तमान में पलायन तथा स्वार्थभावना से वर्तमान में किया गया कार्य, भविष्य को बिगाड़ने वाला क़दम ही है। आज जो तरह-तरह की बीमारियाँ फैली हुई हैं, उनका पहले नाम भी नहीं सुना था, जिनसे शरीर के हर अंग में अब विकृति आने लगी है। इलाज में लाखों रुपए खर्चा होने लगा है। पहले तो नहीं था। कभी विचार किया है? यही प्राकृतिक विधान है।

किया गया कर्म और उसका फल लौट-लौट कर आता है। इससे बचने का कोई उपाय नहीं है। जो बताते हैं, वे अपने आपको धोखा देते हैं और दूसरों को बेवकूफ़ बनाकर वाह-वाही लूटते हैं।

वर्तमान का कार्य ही भविष्य होता है। आपको वर्तमान के कार्य को बड़ी ही सुन्दरता से और अपने पूरे सामर्थ्य को लगाकर करना चाहिए। दूसरे की मदद के लिए ही आपको प्रकृति ने शक्ति दी है। जो ज्ञान आपका है, जो पुरुषार्थ आपका है, जो आपका बल है, वह उसी प्रकृति ने सौंपा है। यह अनुभव कर, उस बल को सदुपयोग में लगाना चाहिए। आपने यह कितना किया है, यह आप जानें। हमारे द्वारा कितने ग़लत कार्य होते हैं, इसका पता ही नहीं चलता। आश्वासन देकर आप तो भूल गये, पर दूसरे ने आपपर विश्वास किया, उसके तो मन पर आपके द्वारा कार्य न करने पर चोट पहुँची है। क्या यह ग़लत कार्य नहीं है?

प्रकृति की व्यवस्था है, यहाँ पर कर्म का अंकन निरन्तर होता रहता है। साधन सब मिल गये हैं, फिर भी पद का दुरुपयोग होता है, क्यों? किसलिए? क्या मन्दिरों में जाने से उस दोष से मुक्ति मिल जायेगी? मन्दिर, गुरु तो इस संकल्प को घना करने के लिए होते हैं कि आप यह स्वीकार करें कि ग़लती जो हुई है, अब दुबारा नहीं होगी। आप सत्-पथ पर चलने का प्रयास करेंगे, पर होता उल्टा है। आप ग़लत मान्यता लेकर आते हैं। ग़लत कामनाओं में आते हैं और सोचते हैं, यहाँ आपको ग़लत कार्य पूरा करने के लिए शक्ति मिलेगी, सहारा मिलेगा। जो ऐसा बताते हैं, वे अपने आपको ही नहीं, समाज को भी धोखा देते हैं। कर्म की गति बहुत सूक्ष्म है, इसे समझना कठिन है, पर इसके प्रभाव से आज तक कोई नहीं बचा है।

इसीलिए पहले कहा- मार्ग एक ही है, वर्तमान का कार्य जितना सुन्दर हो सके, उतना करना चाहिए, वर्तमान का कार्य ही भविष्य होता है। इसके लिए

यही सावधानी बरतनी है कि अनावश्यक संकल्पों के उठते ही उन्हें मन के भीतर से हटाते रहना चाहिए। इससे अनावश्यक कार्य कम होने लग जाते हैं। इससे जो शक्ति मिलती है, उससे आवश्यक कार्य पूरे होने लगते हैं। इससे कार्य पूर्ण होने पर शक्ति व शान्ति दोनों मिलती हैं। आवश्यक कार्य न करने से तथा अनावश्यक कार्य मन में रखने से, जमा रहने से अशान्ति आ जाती है, जो शरीर पर प्रभाव डालकर उसे अस्वस्थ बनाती है। यही शारीरिक कष्ट का कारण है।

आपको चाहिए, निरन्तर वर्तमान में रहते हुए विकाररहित व शान्त मन से कार्य करें, धीरे-धीरे शरीर स्वत: स्वास्थ्य की ओर बढ़ने लगेगा। चित पर जो अनावश्यक संकल्पों का बोझा रख रखा है, उसे हटने दें, उसके दबाव को न बढ़ायें। विवेक से भी विचार करें, वे स्मृतियाँ अब किस कार्य की रही हैं? वे अवधारणाएँ क्या लाभ देंगी? मात्र निरन्तर अनावश्यक विचारणा चिन्तन के प्रवाह को बनाये रखने के अलावा। इससे ही यह प्रवाह बना रहता है और मन को वर्तमान में नहीं रहने देता।

इससे क्या होगा? वर्तमान कार्य का आदर करते ही, कार्य में प्राप्त सफलता से शक्ति व शान्ति आने लगती है। शान्ति की अवस्था में ही जो प्रिय है, उसके प्रति प्रेम बना रहता है, चाहे पत्नी हो, चाहे पति हो, परिवार हो, गुरु हो, परमात्मा हो, शान्त मन में ही प्रेम रहता है। इसीलिए पहले ही बताया था– कार्य विकाररहित होना चाहिए, क्योंकि जो कार्य जिस भाव में किया जाता है, अन्त में उसका परिणाम भी वही होता है। ग़लत मन से जो कार्य हम करते हैं, उसका परिणाम भी ग़लत होता है और चित्त में आसक्ति रखने से जो कार्य होता है, उससे आसक्ति दृढ़ होती है। वहीं दूसरी हानि यह होती है कि कार्य में आयी अड़चन से शोक व अहंकार पैदा हो जाता है, मन की जिस स्थिरता को हम पाना चाह रहे थे, वह नहीं आ पाती है।

इसीलिए आवश्यक है कि सभी सांसारिक कार्य करते हुए मन उत्तेजना व विकाररहित रहे, इससे वर्तमान में ही शान्ति प्राप्त हो सकती है। यही अन्तिम उपलब्धि है।

11

सोचने का सही तरीक़ा

आपको सब कुछ तो मिल गया है, ...पता करें क्या कमी है? आप निरन्तर दूसरों को ही देखते रहते हैं, जो आगे चले गये हैं, उनसे तुलना करते हैं, जो पीछे रह गये हैं, उनकी ओर देखते ही नहीं हैं। आप जब देखते हैं, सोचते हुए देखते हैं। जो दिख रहा है, वह देख ही नहीं पाते। जो सोचा करते हैं, वही देख लेते हैं। जब सुनते हैं, तब भी ऐसा ही हो जाता है, आप कुछ न कुछ सोचते रहते हैं और जो कहा जा रहा है, उसे सुनते हुए कुछ और भी सुन लेते हैं। जब हम सोचते हैं, तब हमेशा या तो हम स्मृति के दबाव में होते हैं या किसी पूर्वाग्रह के दबाव में। तब असंगतता अपने आप आ जाती है।

जीवन तो एक यात्रा है। यहाँ कुछ भी कर लो, कितने ही बड़े महल बना लो, कितने ही साम्राज्य स्थापित कर लो, सब यहीं रह जाना है। क्या उपलब्धि है? पता करें? यही कि नाम होगा, हर गली में मूर्तियाँ लग जायेंगी, कोई देखने वाला तो आना नहीं। इसीलिए हमारे यहाँ इतिहास नहीं लिखे गये, पुराण लिखे गये, जो पुराना था, जैसा बीत गया, जो हो गया, सार-सार ले लिया।

जब तक अपने भीतर अभाव की तलाश करते रहेंगे, दुख तो होगा ही। दुख का स्वरूप ही अभाव का होना है। यहाँ पूरा तो कोई है ही नहीं।

एक फकीर की कहानी है, बादशाह के पास जूता माँगने गया था, पर पाया कि बादशाह भी और बड़ा राज्य तथा धन माँग रहा था। जो याचक है, वह कभी भी सुखी नहीं हो सकता। आज सबसे बड़ी पहचान जो बनी है, वह यह है कि

याचक ही बढ़ते चले गये हैं। सब अभाव में ही जी रहे हैं। अपने आपको देखें, अपने सामर्थ्य को देखें, आप क्या कर सकते हैं, क्या नहीं ? विचार करें।

करना क्या है?

पहला काम तो आप यह कर सकते हैं कि जो भी कार्य विवेक-विरोधी हैं, उन्हें आप छोड़ सकते हैं। इसके लिए आपके ऊपर कोई दबाव नहीं है। पहले न तो इतनी बीमारियाँ थीं, न इतने नाम थे। आज हर कोई बड़ी से बड़ी बीमारियों से ग्रस्त होता जा रहा है। क्यों ? पता लगायें, उक्त जवाब आपके ही पास है। आपने जो विवेक-विरोधी कार्य किया था, उसकी छाप अन्त:करण में है। वह चाहे-अनचाहे सतह पर आकर आपको भयभीत करती रहती है। आप उसे दबाना चाहते हैं, छिपाना चाहते हैं। वह ऊपर आकर आपको अपनी पहचान बताती है, आपमें खिन्नता आ जाती है। आपकी प्रसन्नता का हरण हो जाता है। आपको चाहिए कि संकल्प लें कि विवेक-विरोधी कार्य आप नहीं करेंगे। जीवन आपका भयरहित हो जायेगा। चित्त की शुद्धि और शान्ति आपको स्वत: प्राप्त होने लगेगी।

दूसरों को देखकर अपनी तुलना नहीं करें।

परमात्मा ने सबको उनका अपना अलग रास्ता दिया है, वो कहाँ जा रहे हैं ? उनका क्या होगा ? यह आपका चिन्तन नहीं होना चाहिए। आपके लिए आवश्यक यही है कि आप किसी का बुरा नहीं सोचें। अपने अन्त:करण को मलीन नहीं होने देना है। '**आत्मवत् सर्व भूतेषु,**' की भावना से, सभी के प्रति सद्भावना और सहयोग की कामना होनी चाहिए। अब सवाल रहा, आपने विवेक-विरोधी कार्य तो छोड़ दिये, फिर भी आपके भीतर तनाव है, अभाव है। आप बहुत कुछ होना चाहते हैं, पर हो नहीं पाते हैं। आप पता करें, क्या आपकी योग्यता उतनी है ?

आप धीर व शान्त प्रवृत्ति के हैं। आप पड़ोसियों की तरह व्यापार में निपुण होना चाहते हैं। आपकी सामर्थ्य, जो आपकी शारीरिक, मानसिक, आर्थिक, बौद्धिक क्षमता का योग है, वह क्या उतना समर्थ है ? पता करें। आपको लगता है, संकल्प आपमें सही हैं, परन्तु वे आपकी सामर्थ्य के बाहर के हैं, उनका चिन्तन करना बन्द कर दें। प्रकृति के ऊपर उन्हें छोड़ दें। बीज धरती पर गिरते हैं, वे अनुकूल वातावरण पाकर उग आते हैं, प्रकृति उन्हें उचित समझेगी, तो पूरा करेगी।

विवेक-विरोधी कार्य न करें

अब आपके पास करने को बहुत कम रह गया है। विवेक-विरोधी संकल्प को आप छोड़ आये। विवेक-विरोधी वही है, जो सही नहीं है। जिसको आप तर्क के आधार पर सही ठहराने का प्रयास करते हैं। दुनिया घूस खाती है, हमने कुछ ले लिया, तो हमारा क्या गया? मूर्ख थे जो पकड़े गये, हम तो होशियारी रखेंगे। मरीज़ मर रहा है, फिर भी फ़ीस लेंगे। सड़क बन रही है, घटिया माल लग रहा है, हम कमीशन पूरा लेंगे। आपका अधिकांश कार्य विवेक-विरोधी होता है। कितना भी संकल्प करें, साधु-महात्माओं के आशीर्वाद लें, मन्त्र, जप, तप करें, सब व्यर्थ है। इससे कोई फ़ायदा होने वाला नहीं है। मुख्य बात तो यह है कि आप संकल्प लें कि विवेक-विरोधी कार्य नहीं करेंगे।

दूसरी बात यह है कि संकल्प सही है, पर आपके बूते के बाहर है। सामर्थ्य हमेशा वर्तमान में ही होता है। जो अपने सामर्थ्य-बल पर आधारित है, उसे ही आत्म-कृपा की प्राप्ति होती है। उस संकल्प को आप स्वत: प्रकृति पर छोड़ दें। उसकी इच्छा होगी, तो पूरा होगा अन्यथा नहीं। अब तीसरी बात है- चित्त की शुद्धि के लिए आवश्यक है कि आप दूसरों की बुराई के चिन्तन से हट जायें। आपकी आधी शक्ति को यह दुर्गुण खा जाता है। काम शुरू होता नहीं है, दूसरों की बुराई शुरू हो जाती है। यही अशुभ संकल्प होता है। यह भी हटा दें, तो जो संकल्प पूरे होने वाले हैं, वे अपने आप पूरे होने लगते हैं। मन की जो शक्ति एकत्रित हो जाती है, वह इन्हें पूरा करने में लग जाती है।

यहाँ एक सज्जन आये थे, निष्काम-कर्म की चर्चा कर रहे थे।

कर्म कौन करता है? आप! आपको निष्काम होना चाहिए। जब आप वर्तमान में कर्म करते हैं, तब वह कर्म स्वत: निष्काम हो जाता है। मूल बात आपको निरन्तर वर्तमान में रहना है। वर्तमान में रहने से चित्त स्वत: शुद्ध होने लगता है। क्योंकि जहाँ वर्तमान होता है, वहाँ भूत और भविष्य नहीं होता। वहीं पर ही कर्ता के निष्काम हो जाने से, जो भी कर्म होता है, वह निष्काम होने लग जाता है।

अपनी भूल को स्वीकार करें

बातें सभी सरल हैं, महत्वपूर्ण हैं। पर, उनका आचरण में आना कठिन है। सच तो यह है कि आज हमें अपने जाने हुए पर भी विश्वास नहीं रहा है। अगर हम अपनी भूल को स्वीकार कर लें, तो दुबारा उसे नहीं दोहरायेंगे। जो बात हमें उचित लगती है, सही मालूम होती है, वह हमारे आचरण में आ जाये, तो सत्संग में जाना अपने आप शुरू हो जाता है। क्योंकि जिसे आप सही मानते हैं, उस आधार पर व्यवहार करने लगते हैं। तो जो सही है, वही तो 'विवेक' है, वही सत् है। उसका निरन्तर साहचर्य बना रहे, यही सत्संग है।

सही सोचें

मन जो है, वह अनावश्यक विचारों में डूबा रहता है। भूत और भविष्य के हज़ारों विचार आते हैं। अमंगल की भावना भीतर भरी रहती है। अपना व अपने परिवार का अशुभ कोई नहीं चाहता। पर, मन उसी कल्पना में डूब जाता है, भय पैदा करता है। हमेशा जो ग़लत है, अशुभ है, पहले हम उधर झुक जाते हैं, क्यों? मन अनियन्त्रित तो है ही, साथ ही अशुभ व अमंगल में डूबा रहता है। इससे सपने भी ऐसे ही आते हैं। उनसे भीतर अशान्ति पैदा हो जाती है। रक्त-चाप बढ़ जाता है। भीतर इतनी उत्तेजना क्यों है? जब तक उत्तेजना रहेगी अशान्ति बनी रहेगी।

एक बात तो साफ़ है। हमारी अपने बारे में जानकारी ग़लत है। सही है, जिसने, हमें यह सूचित किया है, उसी के पास ही इसे सही करने का उपाय भी है। जिस मन ने अपनी इस अशुद्धि का सही चित्रण किया है, उसी के पास ही तो इसके शुद्ध करने का उपाय होगा।

तो, जो आपके भीतर सत का अंश जगा है, वही विवेक है। जो साफ़-साफ़ दर्पण पर जमी धूल को देख रहा है। अब हमें इसे छिपाना नहीं है। जब है, तो पुरुषार्थ यही करना है कि धूल हट जाये। कपड़ा भी हमें उठाना होगा, साफ़ करना होगा, यही प्रयास होगा।

जो ज्ञान जगा है, उसका आदर करना है। ज्ञानयोग अन्य कोई शास्त्र नहीं है। जो ग्रन्थ पढ़ते रहते हैं, चर्चा करते हैं, ज्ञान की सूचना देते हैं, वह 'ज्ञान' नहीं है। वह तो जानकारी है। तुम्हें ऐसा होना है, ...यह करना है, ...आदि। असली ज्ञान

तो अन्तर्मुखता की वापसी पर मिलता है। भटकाव समाप्त हुआ, हमने अपना घर देखा है। अब तक दूसरों का घर देखते थे, अब अपने घर की सफ़ाई शुरू हुई है। जिस रोशनी ने वह दिखाया है, उसी के पास इसको हटाने का उपाय है। हम बार-बार, जगह-जगह, आशीर्वाद माँगने चले जाते हैं। वह तो हमें मिला है, पर, उससे क्या होगा? करना तो हमें ही होगा। बाहर का सहारा, कब तक साथ देगा? हमारी जागृति साध्य है, हम देखें, समझें।

सूचना जब अनुभव से जुड़ जाती है, तब 'ज्ञान' बन जाती है। इस 'ज्ञान' का आदर ही तो 'विवेक' का आदर है। हमने यही नहीं किया। इस ज्ञान को मात्र दूसरों को बताने में लगे रहे। 'ज्ञान' सूचना में ढलता चला गया। वह तो किसी काम की होती नहीं है। हमें जो अनुभव हुआ, 'ज्ञान' मिला, उसका आदर हुआ होता, तो वह आचरण में आ जाता। पर यह नहीं हुआ। हमने प्राप्त ज्ञान का आदर नहीं किया। मात्र किताबों में अच्छी-अच्छी बातें लिख देना ज्ञान नहीं होता है। वह तो उस अनुभव का आचरण में ढलना होता है। यही कारण है कि हम उपाय तो सब जानते हैं, लोगों को बता भी सकते हैं, बताते भी हैं, पर जब तक ख़ुद हमारे आचरण में, हमारे स्वभाव में, हमारे विचार नहीं आयेंगे, वे हमारा अनुभव नहीं बनेंगे, मात्र कोरे शब्द ही रह जाते हैं।

दूसरे का प्रयास भी, बाह्य अस्वाभाविक उपचार ही होगा। उससे कोई फ़ायदा नहीं है। बाहर का प्रयास, बाहर की व्यवस्था कभी काम नहीं आयेगी। हमें जो स्वाभाविक साधना है, जिस पर हमारी लगन है, वही सहारा होगी। उसके लिए बाह्य उपचारों तथा बलप्रयोग की कोई आवश्यकता नहीं है।

यह जो भीतर की सोच, भय, दुश्चिन्तता, घबराहट, चर्चित हुई है। यह, हर व्यक्ति के चित्त की अस्वाभाविक स्थिति को सरलता से, सत्यता से, प्रकट किया गया है। इसमें जो दबा हुआ था, वह बाहर आ गया है। आयु किसी की कैसी भी रही हो, सच बोलने में कोई छोटा नहीं हो जाता। सच तो यह है कि आयु देह की बढ़ ही जाती है। सच तो यह है कि भीतर जो है, वह तो बूढ़ा होता नहीं है। अतः छोटे बालक-सा होना भी महत्वपूर्ण घटना होती है। बटुक कहते हैं- छोटा बालक, जिसका चित्त सरल हो। जब भीतर का संग्रह कम होने लगता है, तब अशुद्धियाँ बाहर प्रकट होने को आती हैं। इनके प्रकट होते ही, इन्हें भीतर आदर

न मिलने से यह स्वत: मिटने की ओर बढ़ने लग जाती हैं। इसलिए निरीक्षण चौबीस घण्टे चलते रहना चाहिए। जितना मन सरल होता जायेगा, उतना ही स्वच्छ व सही निरीक्षण होता जाता है।

जो हमने कल ग़लत किया, उसका जो प्रभाव चित्त पर था, वह तो आज मिटने को आया था, मिट गया। अभी जो वर्तमान में आज दर्पण स्वच्छ हुआ है, वह कल गन्दा नहीं होगा, यह कहना कठिन है? यह प्राकृतिक विधान है। वर्तमान में रहने से यही लाभ है कि कल का जो ग़लत संग्रह था, वह आज तो मिट जायेगा। अभी आज जो निर्मलता प्राप्त हुई है, वह कल भूतकाल के प्रभाव से कलुषित नहीं होगी। मन एक बार वर्तमान में रहने लग जाता है, तब उसकी दुर्बलताएँ मलीनताएँ दुबारा पैदा नहीं होती हैं। वह मलीनता स्वयं साध्य है। स्वयं का विश्वास व विवेक ही उससे छुटकारा दिला सकता है। उसके लिए आवश्यक है कि जो ज्ञान प्राप्त हुआ है, उसका आदर हो, वह आचरण में आये।

इससे धीरे-धीरे मन की मलीनता कम होती चली जायेगी।

12

नकारात्मक न सोचें

अपनी ग़लती दिखती है, पर दूर नहीं होती। मन में हमेशा एक प्रकार का भय बना रहता है, परिजनों को कष्ट न हो जाये, उनकी चिन्ता रहती है। समाचार-पत्र में दुर्घटना का समाचार पढ़ते ही अपने परिजनों के प्रति दुश्चिन्ता में मन डूब जाता है, भीतर निरन्तर एक तनाव-सा बना रहता है। इससे कैसे बाहर आया जाये? क्या उपाय है?

यह मन की आदत है

हम एक ही बात की कल्पना करते हैं, उससे दुश्चिन्ता रहती है। फिर उसी पर लगातार सोचते रहते हैं, यह मन की आदत हो गयी है। जो होना है, वह तो होगा ही। हमारे सोचने से न तो होने वाला है, न ही वह रुकने वाला है। रोकने के लिए जो शक्ति होनी चाहिए, वह तो है नहीं। रोक तो सकते हैं नहीं। फिर हमारा इतना बल भी कहाँ है, जो हमारे सोचने से किसी का अहित हो जाये। यह सोचना निरर्थक है। यह संसार महाशक्ति की लीला है। यहाँ एक प्राकृतिक विधान चलता है। चाहे उसे कर्म-फल कह लें। यह मात्र भोग-भूमि है। एक नाटक चल रहा है, हम उसके पात्र हैं। अपना रोल सही हो जाये, दूसरे का हमारे द्वारा ख़राब नहीं हो, यही ध्यान रखना है।

रहा सवाल हमारी इस मानसिक स्थिति का, सो इसमें हम ही दोषी हैं। मन का स्वभाव ही ऐसा हो गया है। होना चाहिए था कि दर्पण की तरह जो आया,

ठहरा और गया। बार-बार दोहराने से वह संग्रह का हिस्सा बन जाता है, तभी मन की आदत ही ऐसी होने लग जाती है।

हम करते क्या हैं कि समाचार-पत्र पढ़कर उस पर घण्टों चर्चा करते हैं। आपस में लड़ लेते हैं, क्यों ? इससे क्या होने वाला है। इसलिए मन की इस आदत को बदलें। अब जो बरसों पुरानी जन्म से चली आ रही आदत है, वह एक दिन में तो जायेगी नहीं। गुरुकृपा से या अन्य की कृपा से कोई चमत्कार होने वाला नहीं है।

हम मन्दिर में क्यों जाते हैं ? वहाँ कुछ देर के लिए मन की यह उधेड़-बुन की आदत रुक जाती है। यहाँ भी ऐसा ही होता है, पर यह सब क्षणिक है। होना चाहिए, मन का स्वभाव बदले। जो बात आयी, एक बार सोचा, अगर करना है, तो किया अन्यथा जाने दिया। हर एक बात पर रुककर उसपर प्रतिक्रिया करना, फिर उसका चिन्तन करना उचित नहीं है।

किसी ने कुछ पूछा है, तो उत्तर दिया। अपनी ओर से निरन्तर बोलने की जो आदत है, इस पर रोक लगाना चाहिए। दिन भर में कितना अनर्गल बोलते रहते हैं, कभी विचार किया है ?

पहला उपाय

यह जो मन की अशुद्धि दिखायी पड़ती है, इसको स्वीकार करें। इसे अपनी ग़लती मानते हुए इसे छुड़ाने का प्रयास करें। अब जिसे 'चित्त' कहते हैं, वह यही संग्रह है। यह भीतर जो बाहर का प्रभाव रहता है, उसे संचित करने, 'संग्रह करने की क्षमता' को कहते हैं। यह कोई स्थायी तो है नहीं, यह धीरे-धीरे कम होता जाता है और ध्यान नहीं दिया जाये तो बढ़ता भी जाता है।

'ध्यान' का मतलब होता है, यह संग्रह अब न बढ़े। यह ध्यान रहे, 'संग्रह' इस चित्त पर पड़ा प्रभाव है। हाँ वर्तमान में रहने से यह संग्रह कम होने लगता है, अप्रभावी होने लगता है। जैसे भुने हुए बीज में अंकुर पैदा नहीं होता है, उसी प्रकार यह रहेगा तो सही, पर अब प्रभावित न कर सकेगा।

क्यों ?

क्योंकि चिन्तन हमेशा भूत और भविष्य का होता है। जब चिन्तन का रुकना

शुरू हो जाता है, तब यह जो कमज़ोरी है, यह समझ में आने लगती है। हमें चाहिए कि सावधानी से इस ग़लती का, भूल का अवलोकन करें। इसे इसकी जड़ में ही समझें। यह मलीनता, मन का इतना अधिक नेगेटिव (नकारात्मक) सोच में, हमेशा अमंगल में डूबा रहना, हम नहीं चाहते। हम तो विवाह में आनन्दित होने जाते हैं, तभी अकस्मात किसी अप्रिय जन का चेहरा भीतर से आ जाता है। वह वहाँ है नहीं, पर चेहरा आते ही हम क्षुब्ध हो जाते हैं। दावत का आनन्द चला जाता है। वह जो मन है, यह शत्रु की तरह व्यवहार करने लग जाता है।

बाहर के दुश्मन से तो आप लड़ सकते हैं, पर भीतर क्या करेंगे, दीवार से सिर टकरा देंगे?

वर्तमान में रहने का अभ्यास

हम जहाँ ख़ुशी होती है, वहाँ ख़ुश नहीं रह पाते। जहाँ दुखी होना है, वहाँ दुख प्रकट नहीं कर पाते। भाषा ही नहीं, भीतर का सन्तुलन ही सब गड़बड़ा गया है। कारण है, यह बचपन से नहीं सिखाया जाता कि मन को नियन्त्रण में रखना है और इसके लिए किसी कठोर साधना की ज़रूरत नहीं है। मात्र, वर्तमान में रहने का अभ्यास रखना है। इसलिए जिसे अन्तरात्मा की आवाज़ कहा जाता है, नेता लोग प्रयोग करते हैं, उससे बचें। अरे, वे पहले ही चंचल मन के दास हैं, फिर शब्द का प्रयोग और ग़लत करते हैं।

यह जो भीतर निरन्तर बोलता रहता है, ...एक मिनट भी चुप नहीं रहता और अशुभ-अमंगल में रहता है। लहरों के साथ नये-नये, चित्र उभारता रहता है, इससे असहयोग करना सीखें। लहरें आती हैं, आने दें। टकराती हैं, टकराने दें। लहरें आयेंगी, आपको हिलना नहीं है, अप्रभावित रहना सीखें। धीरे-धीरे प्रवाह कम होने लगेगा। जो पैदा करता है, वही यहाँ भोक्ता भी है। वह भोक्ता से द्रष्टा बनने लग जाता है। बस इस वेग को सहन करना है। जब तक यह 'अशुद्धि' पीड़ित करती रहे, व्यथित करती रहे, इससे असहयोग करना सीखें, ध्यान ही मत दें, उपेक्षा का भाव रखें। कोई मित्रता नहीं, कोई राग नहीं, हमें सुनना ही नहीं है। जैसे कोई पागल प्रलाप करता है, हम ध्यान नहीं देते। उसी प्रकार ध्यान नहीं देना है।

याद रखें, 'राग' अंकुरित करने की क्षमता रखता है। एक-से अनेक पौधे हो जाते हैं। पूरी फ़सल बन जाती है। एक बीज के प्रति भी मोह नहीं। मोह का मतलब होता है, चिन्तन करना। जो आया आने दें, जा रहा है, जाने दें। रोकें मत, चिन्तन मत करें। बस उसका स्वभाव बदलने लगेगा। यह तभी सम्भव होगा, जब अपने प्रति आत्म-विश्वास बना रहे।

इसके लिए निर्ममता, अपने प्रति ताक़त होगी। मन का स्वभाव नीचे की ओर जाने का है, जल की तरह। पानी को ऊपर चढ़ाने में बल लगाना पड़ता है। इसी तरह मन को नियन्त्रित रखने के लिए यह बल देना होता है। उसके लिए अपने प्रति सतर्कता व सजगता रखनी होगी और चित्त पर निरन्तर निगरानी। यह बन्दर की तरह चंचल है। निगाह बची, वह सामान लेकर भाग गया। हमें निरन्तर इस पर निगाह रखनी है। यह काम एक घण्टे का नहीं है, न ही समाज व संसार से कट कर कहीं जाने का है। इसी संसार में रहते हुए अपने समस्त कार्य करते हुए शान्त और उत्तेजना रहित सहज मन से कार्य करना चाहिए। यही अपने प्रति न्याय है।

परन्तु, जो करना चाहते हैं, वह होता नहीं है। जब भीतर का यह असन्तुलन दूर होने लगेगा, मन शान्त होगा, तब हमें कार्य करने की शक्ति अपने आप मिलने लगेगी। काँपते हाथों से लोटा नहीं पकड़ा जा सकता। यही स्थिति हमारी है। मन जब शक्तिशाली होगा, तब हम कार्य करने में समर्थ होने लगेंगे। यही सामर्थ्य है, जो हम चाहते हैं। यही आत्मकृपा का प्रारम्भ है। चंचलता हटते ही मलीनता जाती है और मलीनता जाते ही सामर्थ्य का आना स्वाभाविक है।

इससे स्वाभाविक रूप से परिवर्तन आता है। व्यवहार में बदलाव आता है। क्रोध के कम होने से, अपने भीतर की मलीनता दूर होने लगती है। जब तक क्रोध रहेगा, हमारी दृष्टि बाहर की ओर ही रहेगी। हम अपनी कमज़ोरी, दुर्बलता, विपन्नता का कारण बाहर ही तलाश करते रहेंगे।

दूसरों की ग़लतियाँ न देखें

हम इससे अपने प्रति स्वाभाविक न्याय नहीं कर पायेंगे। जब तक दूसरे में दोष

देखने का मन रहेगा। हम न्याय नहीं कर सकते हैं। अपना अहित ही करते रहेंगे। परिवार में प्रेम तभी पैदा होता है, जब हम कामनारहित होने लगेंगे। कामना के पूरी न होने पर ही क्रोध होता है। बात वही है, कहीं से भी शुरू करें। जब तक हमारी प्रसन्नता दूसरे पर निर्भर रहेगी, हमारे भीतर भय रहेगा। परिजनों के प्रति हमारा व्यवहार कैसा है? परमात्मा ने कर्तव्यपालन के लिए, स्वधर्म के लिए उन्हें भेजा है। उनके प्रति हमारा व्यवहार सेवा और उनके प्रति हमारे भीतर प्रेम रहना चाहिए। उनका व्यवहार, हमें उत्तेजित नहीं करे। जिसकी प्रसन्नता दूसरों पर निर्भर रहती है, वह प्रेमी नहीं हो सकता है। इसलिए अपने भीतर दोष को देखते ही उसपर पर्दा मत डालें, दूसरों के कहने से मत देखें, स्वयं उस पर निरीक्षण करें।

पर, होता क्या है, दूसरों के दोष को देखकर तो हम सदाचरण का पूरा प्रचार करते हैं। पूरा ज़ोर लगा देते हैं कि सब ये जानें। उसका प्रचार भी करते हैं, पर अपना दोष दिखायी नहीं पड़ता। कोई बता दे, तो आग-बबूला हो जाते हैं। पति-पत्नी के भीतर आज जो तनाव है, उसका कारण यही है कि सब एक-दूसरे को दोषरहित देखना चाहते हैं, स्वयं को नहीं।

इसीलिए अपनी ग़लती दिखते ही उसे दूर करने का प्रयास करें। की गयी ग़लती को स्वीकार कर पुन: नहीं करने का संकल्प लें, उसपर दृढ़ रहें। जिसे आपने ग़लती माना है, वही बार-बार करते हैं, यह तो अपराध हुआ। यहाँ का क़ानून तो मुआफ़ कर देगा, पर परमात्मा का विधान नहीं। इसीलिए दूसरों की ग़लती को क्षमा करें, अपनी नहीं। अपनी गलती क्षमा करने से वही राग दृढ़ हो जाता है। हमें हमारी ग़लती दिखी है, उसे पहचानें और दूर करने का प्रयास करें। जब भी विचार उठें, उनके साथ असहयोग करें। विचार आते हैं, आने दें। जाते हैं, जाने दें। हम नहीं बहें, हमारा बहना उन्हें हटाने या उसके साथ चिन्तन करने से होगा। इससे बचें, यही हमारा अपने प्रति न्याय है। न्याय हमें अपने प्रति रखना है। दूसरा हमारी प्रसन्नता व दुख का कारण नहीं है, यह सत्य है। दुख या सुख प्रकृति के विधान से प्राप्त होते हैं। अत: इन्हें मात्र भोगकर ही समाप्त कर देना है।

हमारा सुधार इसी में सम्भव है, जागरूक होकर असहयोग रखें, विचार तो उठते रहेंगे। हमें हिलाने का प्रयोग करेंगे, प्रभावित करेंगे। पर हमें बहना नहीं है। चिन्तन नहीं करना ही असहयोग है। ज्यों-ज्यों यह अवस्था बढ़ने लगेगी, राग–द्वेष स्वत: दूर होने लगेंगे। सामर्थ्य का बोध होने लगेगा। ग़लती दिखी है, तो इसे दूर करने का प्रयास करें।

✿✿✿✿✿

13

हम खुश क्यों नहीं हैं?

हमारी आदत है

हम निरन्तर अनर्गल बोलते रहते हैं। कहीं बोलने का अवसर मिल जाये, तो यह भी नहीं सोचते कि अगला सुन भी रहा है या नहीं। जब दूसरा नहीं मिलता, तो अपने आपसे ही निरन्तर बतियाते रहते हैं।

योग में सबसे पहले शरीर को स्थिर रखना बताया जाता है। पर, अगर मन स्थिर होने लगता है, तो शरीर अपने आप स्थिर होने लगता है। यह जो निरन्तर विचारणा का प्रवाह उठता है, यह क्यों है?

एक क्षण भी नहीं आता कि मन स्थिर हो जाये, विचाररहित हो जाये। कम से कम जो विचार हैं, वहीं रह जायें। जो क्रिया हो रही है, उसमें रहा जाये।

जनक और अष्टावक्र की कहानी प्रसिद्ध है-

राजा जनक घोड़े पर बैठ कर, ऐड़ लगा रहे थे, तभी अष्टावक्र आ गये।

राजा जनक ने पूछा- 'क्या इतने कम समय में मुझे आत्मज्ञान हो सकता है?'

अष्टावक्र ने कहा-'हाँ, पर एक शर्त है।'

जनक ने पूछा- क्या?

अष्टावक्र ने कहा- 'आप अपना 'मन' मुझे दे दो।'

यह जो मन है, वह हमारे पास ही नहीं रहता है। आपको पहले बताया था, यह फिरकनी की तरह है। विचार आते ही यह घूमने लग जाता है और इसके घूमते ही अनेक विचार पैदा हो जाते हैं। जिसे हम विचारणा कहते हैं। विचारणा से यह मन गति करता है। विचारणा ही इसको गति देती है। इसमें इसकी गति से ही विचारणा पैदा होती है, बढ़ती है। यही रहस्य है। मन की शक्ति, उसकी सक्रियता का कम होते जाना है। हमें यही ध्यान रखना होगा।

होना तो यह चाहिए कि हम जो भी कार्य करें, उसकी समाप्ति पर हमें पूर्णता का अहसास होना चाहिए। तभी कार्य की सिद्धि होती है। संकल्प-पूर्ति से सुख मिलता है, यह स्वाभाविक नियम है। महात्मा लोग 'विश्राम' शब्द प्रयोग करते हैं। 'विश्राम' मन का शान्त होना है। अब कोई उथल-पुथल नहीं। विचारणा का दबाव रुक गया है। नशे के प्रति भी यही उत्सुकता है, वह चित्त को विश्राम की अवस्था में ले जाता है।

पर, यह होता नहीं है। इधर कार्य पूरा हुआ नहीं, दूसरा आ जाता है, तीसरे की योजना बन जाती है। मन यहाँ से वहाँ दौड़ता रहता है। 'विचारणा' निरन्तर दबाव ड़ालती रहती है। हमारी सोच यही है कि हमने सोचना बन्द कर दिया, तो जड़ बन जायेंगे।

जो कार्य सामने आता है, जो भी परिस्थिति आयी है। वह हमारे चाहने से ही आयी है। हमारा ही कोई संकल्प था, जो प्राकृतिक विधान से हमें प्राप्त हुआ है। पर, हम यह स्वीकार नहीं करते हैं। हम उसे बोझा व भार मानते हैं। यही तो हमने किया, जो भी अरुचिकर मिला, हम उससे परेशान होकर बदलवाने के लिए यहाँ-वहाँ भागते रहे।

'माम अनुस्मर युद्धश्च'

शास्त्र ने कहा था- भागो मत, भोगो, सामना करो।

'माम अनुस्मर युद्धश्च', निरन्तर वर्तमान में रहते हुए कार्य करो। वहाँ दीनता नहीं, पलायन नहीं, जो है उसका सामना करो। परिस्थिति जो प्रतिकूल है, वह या तो हट जायेगी या बदल जायेगी। पर वही नहीं किया। हमारी हालत उससे भी

अधिक ख़राब हो गयी। ज्योतिषियों, वास्तुविदों के जाल में हम और अधिक जकड़ते गये। क्या परिर्वतन आया? भागने की आदत यथावत बनी रही।

किसी भी परिस्थिति में कोई दोष नहीं होता है। पर, हम जिस प्रकार व्यवहार करते हैं, उसमें दोष रहता है। हमारा तरीक़ा ही ग़लत है। आप जो भी कार्य कर रहे हैं, क्या उसके प्रति आपकी तीव्र अभिलाषा है, लगन है? उस कार्य के प्रति आपमें कितना उत्साह है, यह पता करें। हम जो भी कार्य कर रहे हों, चाहे घर का हो या बाहर का हो या दुकान का हो, उसके प्रति हमारे भीतर समर्पण की भावना होनी चाहिए। जब तक हममें उसके प्रति अनुराग नहीं होगा, उत्साह नहीं आयेगा। अब जो भी कार्य मिला है, यह प्राकृतिक विधान से प्राप्त हुआ है। होना यही चाहिए कि उसके पूरे होने पर भीतर सन्तुष्टि का भाव आये। शान्ति आये। परन्तु चूँकि आपने उसे बोझा मान कर लिया है, इसलिए आप जैसे-तैसे उसे पूरा करते हैं। उसकी पूर्णता पर आपके भीतर सन्तुष्टि और शान्ति नहीं होती। फिर वह आगे का राग-द्वेष पैदा करने में समर्थ हो जाता है। विचारणा का वेग और तीव्र हो जाता है। पर, अगर उसी कार्य को करते समय मन पूर्णरूपेण वहीं एकाग्र हो जाये, विपरीत नहीं जाने दिया जाये, तो विचारणा का वेग स्वभावतः धीरे-धीरे कम होने लग जाता है।

अब अगर उसी कार्य में तीव्र अभिलाषा रहे, तो कार्य के प्रति रुचि बढ़ने लगती है। प्रियता आ जाती है, बोझा नहीं लगता। कल जो समय काटे नहीं कट रहा था, आज समय ही नहीं मिल पा रहा है। कार्य 'पूजा' बनने लगता है। अब बाहर की ख़ुशबू की ज़रूरत नहीं रहती। कार्य स्वतः ख़ुशबू देने लग जाता है। जब उत्साह बना रहता है, तो जो परमात्मा ने बल दिया शारीरिक, मानसिक, बौद्धिक बल, उसका सदुपयोग होने लगता है।

यहाँ तक तो साधक आ जाते हैं। आप समझ गये हैं।

पर विचार करें, अपने अतीत में किये गये कार्य को देखें कि कितने कार्य आपने उत्साह व तीव्र अभिलाषा से किये हैं? आपकी उन कार्यों के प्रति रुचि रही, जो आपको रुचिकर थे? जो पद रुचिकर लगा, आपने उसमें मन लगाया। जो पद सही नहीं लगा, उस पर पहले न जाने का निर्णय लिया, फिर मजबूरी में

गये, तो भागने की सोचते रहे। हम जितनी अरुचि रखेंगे, भोग की समयावधि बढ़ती जायेगी। यह प्राकृतिक विधान है।

जो आया है, जैसा आया है, सामना करें।

कार्य पूरा होने पर उसके बारे में चिन्तन नहीं करना चाहिए। कार्य शुरू होने से पहले होगा या नहीं होगा, यह सोच हानिकारक है। जिसने कार्य दिया है, उसने कार्य करने की शक्ति और साहस भी दिया है। हमें तो उसका सद्‌भावपूर्वक नियोजन करना है। अपनी पूरी शक्ति वहाँ लगानी है। कार्य पूरा होने के बाद, चिन्तन नहीं होना चाहिए। हुआ और आगे बढ़ गये। पूरा हिन्दुस्तान क्रिकेट मैच की तरह हो गया है। जब सफलता मिली, ख़ुशी से फूल कर कुप्पा हो गये, आतिशबाज़ी की। जब हार गये, तो मायूस होकर घर बैठ गये। कार्य तो पूरे भी होंगे, नहीं भी होगें। हम सफल भी होंगे, असफल भी होंगे। पर निरन्तर रुचि और उत्साह बना रहना चाहिए। अगर यह आवश्यक चिन्तन करने की हमारी आदत कम हो गयी, तो अनावश्यक संकल्प-विकल्प कम होते चले जायेंगे।

अब सवाल खड़ा होता है कि आपमें यह रुचि क्यों नहीं आती है? तीव्र इच्छा क्यों नहीं होती? क्योंकि जो कार्य सामने है, उसमें आपकी रुचि है ही नहीं। आप उस परिस्थिति को बोझा मानते हैं, अनादर करते हैं। क्योंकि आप उस परिस्थिति को अपने लिए अहितकर मानते हैं। वहाँ दो पैसे का लाभ नहीं होगा, सुविधाएँ नहीं मिलेंगी, आदर भी कम होगा। क्योंकि आपने इस पद को, उससे मिलने वाले लाभ को ही, उस परिस्थिति को ही जीवन मान लिया। उसके लिए आप कुछ भी करने को तैयार हो जाते हैं। लोग परिस्थिति को प्राप्त करने के लिए अपने जीवनमूल्यों को, आदर्शों को ताक़ पर रखकर हर प्रकार की नारकीय व्यवस्था को जीने के लिए, इसलिए स्वीकार कर लेते हैं कि इससे उन्हें लाभ होगा।

जबकि प्राकृतिक विधान से जो भी परिस्थिति आज है, कल रहने वाली नहीं है। वह सर्वांश में पूर्ण नहीं है, उसमें भी काफ़ी कमियाँ हैं। कुछ दिन बाद बुद्धि उसमें दोष निकालने लगती है। पति-पत्नी में, पत्नी-पति में दोष ढूँढती है। यह स्वभावगत क्रिया है। इसके बिना दोनों रह नहीं सकते। बुद्धि का काम तोड़ना है, विखण्डन करना है। मन फिरकनी की तरह घूमने लग जाता है। एक

दोष का चिन्तन होता है, वह पचास नयी बातें दे जाता है। पचास बातें, फिरकनी को और तेज़ घुमा रही हैं। चक्र चल जाता है। फिर क्या होता है? जो अप्राप्त है, उसे मनोरम मानकर, प्रिय मानकर, उसका चिन्तन प्रारम्भ हो जाता है। तथा जो मिला हुआ है, उसके प्रति असन्तोष पैदा हो जाता है। यही हमारे मन के द्वारा अनावश्यक विचारणा का जो प्रभाव बढ़ता जाता है, उसका कारण बनता है।

सच तो यह है कि ऐसी कोई भी परिस्थिति जीवन में प्राप्त नहीं होने वाली है, जो पूरी हो। जहाँ हमें कमी नज़र नहीं आये। इसलिए जब हम चंचल व प्रदूषित मन से किसी कार्य को करने में जुट जाते हैं, तो न तो कार्य करने की अभिरुचि रह पाती है, न ही उसके प्रति हमारे मन में उत्साह बना रहता है। एक ऊब-सी व्याप्त हो जाती है। इसी रुग्ण मनःस्थिति से हम जहाँ स्वयं के, परिवार के, समाज के, कार्यों को करते हैं, वहाँ इसीलिए न तो सफलता मिलती है, न शान्ति।

ग़लत ढंग से जो हमारी कार्य करने की पद्धति है, उसका परिणाम यह रहता है कि हमारे भीतर आलस्य व कामचोरी बस जाती है। 'जब करना ही है, तो कर लेंगे, आज ही कौन-सा पहाड़ गिरने वाला है'। सब जगह काहिली व उदासीनता छा जाती है, उसका कारण यही विचारणा है।

कितने भी अभियान चला लो, उससे बड़ा परिणाम सामने आने वाला नहीं है। हज़ार साल ग़ुलाम बने रहे, इसके लिए और कोई दोषी नहीं है। हमारा दोषपूर्ण कार्य करने का जो तरीक़ा है, वही कारण रहा है। न तो हममें कार्य के प्रति तीव्र अभिलाषा रही है, न उत्साह है, न ही स्वार्थरहित कार्य करने की भावना। लोभ इस क़दर बढ़ गया है कि दो पैसे का लाभ नहीं हो, तो हम काम कर ही नहीं सकते। पहले ही पूछते हैं, मुझे क्या लाभ होगा?

जब कामचोरी और आलस्य देह में बस जाता है, तो कर्तव्यपालन हमसे नहीं होता। हम ख़ुद तो दूसरों से वह सब चाहते हैं, जो बेहतर है, पर हम अपनी ओर से वही करना चाहते हैं, जिसमें हमें लाभ मिलता हो। स्वार्थभाव के बढ़ने से हमारी क्रिया स्वभावतः दूषित हो जाती है। जिससे हम अनावश्यक चिन्तन में चले जाते हैं। मन का भटकाव शुरू हो जाता है।

होना यह चाहिए कि–

जो भी कार्य हो, मन पूर्णरूपेण वहीं रहे। कोई भी कार्य न छोटा है न बड़ा, न महत्वपूर्ण है न व्यर्थ। सब एक ही लक्ष्य के साथ हमारे सामने उपस्थित होते हैं। अगर मन वहीं रहा तो अनावश्यक चिन्तन होना रुक जायेगा, इससे कार्य की पूर्णता पर स्वाभाविक शान्ति हमें प्राप्त होगी।

14

रास्ता इधर से है

हमारा कहना है– हम सबका काम करते हैं, सबका हित सोचते हैं, पर जब हमारा कार्य होता है, तब हमें ही करना पड़ता है। हमारी सहायता को कोई नहीं आता, इससे हममें क्षोभ उत्पन्न हो जाता है। इसमें नाराज़ होने की क्या बात है? जिस शक्ति से हम सबका कार्य करते हैं, सबका हित सोचते हैं, पता करें क्या वह हमारी है? ...अपने प्रयास से हमने पैदा की है? या हमें किसी अदृश्य विधान से प्राप्त हुई है?

हमारा जन्म भी क्या हमारे हाथ में है। प्राकृतिक विधान से जो होता है, वह होता रहता है। इसका एक क्रम है, एक व्यक्ति को जो गुण व शक्ति प्राप्त होती है। वह दूसरे से भिन्न है। एक पेड़ की एक पत्ती भी दूसरे से अलग होती है। किसी में कम योग्यता होती है, किसी में अधिक। परन्तु प्रकृति का एक नियम है– जो जितना देता है, उसे वह और देती जाती है। कृपण की ओर वह नहीं देखती।

हममें जो योग्यता है, वह दूसरों के हित-साधन के लिए ही है। उसका दुरुपयोग ही हमारी सामर्थ्य को कम कर सकता है। अपने प्रति जब स्वार्थभावना बढ़ती है, तब यह सामर्थ्य लोप होने लगती है। अन्यथा जो जितना अधिक दूसरों का हित करने में समर्थ होता जाता है, उसकी सामर्थ्य उतनी ही बढ़ती जाती है। प्रकृति उसकी सामर्थ्य को निरन्तर बढ़ाती रहती है।

परन्तु इसके लिए हमारे भीतर त्याग की भावना आनी चाहिए। त्याग का मतलब घर छोड़ कर संन्यास लेना नहीं है। उससे क्या होना है? एक बन्धन

छोड़ा, दूसरा अपना लिया। पुत्र छोड़ा, चेला बना लिया। घर छोड़ा, आश्रम बना लिया। वस्तुओं से मोह तो यथावत ही रहा। गृहस्थों की अपेक्षा आज के साधु-संन्यासियों में यह वस्तुओं का संग्रह अधिक देखा जाता है। वेश के साधु से गृहस्थ श्रेष्ठ हैं। अपने से अधिक संसार को महत्व देने से, चीज़ों को महत्व देने से हम स्वार्थी होते जाते हैं। आज जो स्टेण्डर्ड ऑफ़ लिविंग की बात होती है, वह सामान को लेकर होती है। घर में सुविधा का सामान कितना आया है? हमारा सामाजिक व नैतिक विकास कितना हुआ है? हम कितने उदार और निर्लोभी हैं? यह कोई नहीं देखता।

अपने शारीरिक सुख के लिए हज़ार रुपए खर्च कर देगें, पर बूढ़े माता-पिता के लिए हमारे पास मिलने तक का समय नहीं रहता है। उनके लिए धन तो खर्च करना दूर की बात है। महत्वपूर्ण बात है, हमारे भीतर उदारता रहे, हम अधिक से अधिक अन्य के प्रति **'आत्मवत् सर्व भूतेषु, सर्व भूतेषु हिते रतः'** की भावना से व्यवहार करें। हमें प्रकृति से अधिक से अधिक सामर्थ्य की प्राप्ति होगी, शक्ति मिलेगी, इसमें कोई सन्देह नहीं है।

जो घटना बीत गयी है। उसका कोई महत्व नहीं है। अगर करना है, तो जो उससे परिणाम मिला है, हमें जो ज्ञान मिला है, जो हमारा अनुभव बना है, उसे अपने पास रखें, उसके आलोक में व्यवहार का परीक्षण करें। घटना का कोई मूल्य नहीं है, उसे स्मृति का हिस्सा न बनने दें। घटना दुखमय है, वह दुख पैदा करेगी। उसके प्रभाव को चित्त में संग्रहित करना उचित नहीं है। क्योंकि जन्म के साथ मृत्यु का विधान है। जो प्राणी पैदा होता है, वह अपने साथ ही मृत्यु का विधान साथ लाता है। इसी तरह उसी घटना में उसकी समाप्ति भी छिपी हुई है। उसका चिन्तन रखना व्यर्थ है।

दुखात्मक घटना उत्पत्ति के साथ अपनी समाप्ति की सूचना भी लाती है। वह स्वयं जब स्थायी नहीं रहेगी, तब उसके प्रभाव को स्थायित्व देना व्यर्थ है। इसलिए उसके प्रभाव को चित्त में अंकित करना व्यर्थ है।

इससे क्या होगा?

जब भी आप सोचेंगे, वे ही घटनाएँ दृश्य-पटल पर आ जायेंगी। आपको तिनके

की तरह बहाकर ले जायेंगी। चित्त में यह स्मृति जो अंकित होगी, वह कीले की तरह गड़ती जायेगी। हल्की-सी स्मृति का सहारा लेकर बार-बार वही व्यूह बनाती रहेगी। फिर आप स्वयं की निन्दा में लग जायेंगे। आप अपने आपसे लड़ेंगे। आपकी कटु, दुखद स्मृति आपके वर्तमान में संकल्प को दबाने लग जायेगी। आपकी कल्पना बार-बार उन्ही दुखद स्मृतियों को नये-नये कपड़े पहना कर लाती रहेगी। प्रतिकूल मानसिक जगत को पाकर आप अपने वर्तमान से कटते चले जायेंगे। उससे बाहर आने के लिए नशा या अनुकूल कल्पना कर, सुखद मनोराज्य की कल्पना में डूब जायेंगे। परिणामतः आप वर्तमान से कटे हुए अपनी सामर्थ्य को खोते चले जायेंगे।

आप स्वयं विचार करें - दुखद घटना घटी, आपको भीतर तक स्पर्श कर गयी। आपमें भय आ गया। अपने प्रति दीनता आ गयी। सभी कुछ अशुभ व अमंगल की परिस्थितियाँ बन गयी।

आपको उस घटना में जैसा व्यवहार करना था, कर दिया। घटना घट गयी। महीनों हो गये। अब दुबारा तो वह घटना घटने वाली नहीं है। क्योंकि वही एक-सी परिस्थिति बार-बार नहीं आती। प्रकृति में कहीं दोहराव नहीं है। इसलिए उस घटना को चित्त में सँजोकर रखना, जैसे साहूकार अपनी तिजोरी के रुपए देखता है, उसी प्रकार इस घटना पर सोचना क्या आपके लिए उचित है? आपके व्यवहार का यह दोष है जो साफ़-साफ़ दिखायी पड़ता है। या तो आप चित्त में उस घटना को दोहराते हैं या भीतर ही भीतर चिन्तन करते हैं। मनोराज्य में उसे ले जाते हैं। क्या यह उचित है? न तो आपको अपने ऊपर विश्वास है, न ही अपने पुरुषार्थ पर, न ही अपने ईश्वर पर विश्वास है। न ही अपने भाग्य पर भरोसा है।

जो घट गया, घट गया, वह दुबारा नहीं घटेगा। हाँ! इससे जो अर्थ निकाला है, तात्पर्य जाना है, वह महत्वपूर्ण है। उसे अपने व्यवहार में लाकर अपना सुधार करना है। रोज़-रोज़ सोचते रहो कुछ भी नहीं होगा। चित्त में अंकित इस दुखद स्मृति की जो छाप है, उसे हटाना होगा।

एक तो यह जान लें, यह सच नहीं है। यह मात्र घटना जो घटी है, उसका चित्र है। पर वह कल्पना के सहारे वास्तविक-सा लगता है और उसके पुनः घटने की आशंका भय देती है। उसे बलपूर्वक मत हटाएँ, क्योंकि मन ने उसका जो पूर्ण

चित्र बनाया है, वह बहुत शक्तिशाली है। उसकी शक्तियाँ आप नहीं जानते, वह और गहरा चित्र बनाता चलता जायेगा। उसे मात्र विवेक के सहारे से ही हटाया जा सकता है। विवेक का आदर उसे हटा सकता है।

विवेक ही पथ प्रदर्शक है। की गयी ग़लतियों को स्वीकार कर पुन: न करने का संकल्प जब दृढ़ होने लगता है, तब शक्ति अपने भीतर पैदा होने लगती है। विवेक यह कहेगा- 'घटना घट गयी, दुबारा घटने की सम्भावना अब कहाँ है? यह जो सोचते हो, यह तो मनोराज्य है, अतीत में भटकना है। चलो दुबारा भी घट गयी, तब जब जैसा होगा, प्राप्त सामर्थ्य से उसका सामना करेंगे। पहले जो सामना करने में ग़लती हो गयी, वह अब नहीं होगी'। पर, बार-बार हुई ग़लती पर अनावश्यक विचार करना, उसका आदर करना उचित नहीं है।

जब हम उस घटना के प्रभाव को उसके चित्र को विवेक से हटाने में समर्थ होने लगते हैं, तब चित्त से मलीनता स्वत: जाने लगती है। मन स्थिर होने लगता है। जिस प्रकार हम स्वप्न देखते हैं और भूल जाते हैं। उसी प्रकार भूतकाल में घटी हुई घटनाओं को देखना चाहिए। हम स्वप्न में घटी हुई घटनाओं के आधार पर अपने भीतर राग-द्वेष नहीं रख पाते। कुछ तो भूल जाते हैं, कुछ स्वप्न मानकर भूलना चाहते हैं। पर, जागृत में घटी घटनाओं को वास्तविक मानकर सहेजना चाहते हैं। उनसे निरन्तर राग-द्वेष से जुड़े रहते हैं। प्रिय घटना घटी, मनोराज्य में सुखद वातावरण आ जाता है। दुखद घटना उभर कर आयी, मनोराज्य दुखान्त हो गया।

विचार करें- हमने ही तो उन घटनाओं से सम्बन्ध जोड़ रखा है। अगर स्वप्न मान लें, तो क्या बालू के ढेर पर जो मकान बनता है, वैसा ही नहीं होगा, जो हल्के से आघात से गिर जाता है? सोचें, हमने रात-दिन चिन्तन कर इसे राग-द्वेष से पक्का भवन नहीं बना लिया है? हम उसके जाल में तो नहीं फँस गये हैं।

जो घट गया है, बीत गया है, अतीत का है। उसे मात्र स्वप्न समझें। आप उसकी पीड़ा के बाहर आयें। वह धोखा दे गया, ऐसा होना ही था। आपका अपयश हुआ, होना ही था। आर्थिक हानि हुई, होनी ही थी। यह सब एक विधान था, उसी विधान के तहत आप वहाँ गये। अब वह घट गया, उसको उसी तरह घटना था। बस मात्र अब स्वप्न ही रह गया है। आपने कर दिया, अच्छा किया। आप पर कोई बन्धन नहीं, दबाव नहीं। भीतर दबाव नहीं होना चाहिए, यही मुक्ति है।

जो भी घटना घटी है, उसके अर्थ पर विचार करना चाहिए।

आपके भीतर ललक थी। आपने अपने ऊपर पूरा विश्वास नहीं किया था। लहर आयेगी, टकरायेगी। लहरें विचारों की होती हैं, काम की, क्रोध की, अहंकार की। आपको अविचलित रहना था, अप्रभावित। आप बह गये, दोष आपका। दूसरा कोई आपके दुख का, आपकी पराजय का कारण नहीं हो सकता, कारण स्वयं ही हैं।

घटना से मिली सीख, शक्ति देती है

आपने भूल स्वीकार की, फिर ग़लती न करने का संकल्प लिया। आपको शक्ति मिली। घटनाओं के अर्थ पर विचार करने से, अपने भीतर स्वाभाविक गुण उत्पन्न होने लगते हैं। जो आपने किया उसकी ही स्मृति अंकित होती है। जो हो रहा है, वह हमें प्रभावित नहीं करता, हम भूलते जाते हैं, ...क्यों ? जैसे फोटाग्राफर जहाँ क्लिक करता है, वहीं फोटो खिंच जाता है। वही दृश्य संग्रह का हिस्सा बन गया। वही हमारा हाल है, जहाँ मन सक्रिय हुआ, वह क्लिक करता चला जाता है।

इसलिए-

अपनी पूरी शक्ति से जो कार्य वर्तमान में है, मन को वहीं लगाये रखने से प्रत्येक कर्म साधन बन जाता है। इससे कार्य के प्रति अपनी लगन बढ़ती है और उसे पूरा करने की सामर्थ्य भी विधान के अनुसार प्राप्त होती जाती है। कभी यह मत सोचिए कि यह कार्य बड़ा है, यह छोटा है। जो छोटे कार्य को भी सावधानीपूर्वक नहीं करेगा, उसका बड़ा कार्य भी कभी पूर्ण नहीं होता है। हर कार्य को उतनी ही गम्भीरता व लगन से पूरा करना चाहिए, जितनी लगन हम किसी बड़े कार्य को करने के प्रति रखते हैं। इससे सबसे बड़ा लाभ यह होता है कि इस कार्य को करने से जो भी इसका प्रभाव होगा, वह हमारे चित पर संग्रहित नहीं होगा। क्यों कि वर्तमान में किया गया हर कार्य, निष्काम कार्य हो जाता है। भूत और भविष्य का भटकाव ही तो प्रभाव को चित्त में अंकित करता है। उसका असहयोग होने पर जहाँ कार्यपूर्णता पर सिद्धि प्राप्त होती है, वहीं सहज प्रेम की प्राप्ति भी होती है। जिस तनावरहित जीवन की हम कल्पना करते हैं, वह वहीं प्राप्त होता है।

यहाँ तो हालत यह है कि हम मात्र अपना सुख देखते हैं। मुझे अधिक से

अधिक लाभ मिलते जायें। जितना हो सके, मैं दूसरों का हक़ छीन लूँ। पर यह तो पता करें, दूसरा है कौन? जैसे शरीर में बायाँ हाथ, दायें हाथ से अलग नहीं है, एक ही शरीर है, उसी प्रकार समाज में हम सब जुड़े हुए हैं। एक वर्ग का सुख अगर दूसरों को दुख पहुँचा कर आयेगा, तो कालान्तर में उन्हें पचास गुना दुख मिलेगा, यही प्राकृतिक विधान है।

इसीलिए सार यह है –

हमें जो भी मिला है, प्राकृतिक विधान से मिला है। वह हमारे ही संस्कारों के अनुसार मिला है। हम जो भी करेंगे, अच्छा या बुरा, वह कई-कई गुना होकर हमें प्राप्त होगा। अत: कर्म के प्रति जहाँ गहरी सजगता रहे, वहीं सतर्कता भी रहे कि हम लोभ या प्रलोभन से तो कार्य नहीं कर रहे? हमारे द्वारा किसी को दुख तो नहीं पहुँच रहा है? सामर्थ्य के सदुपयोग व विवेक का आदर करने से, विवेक-विरोधी कार्य जहाँ छूट जाते हैं, सामर्थ्य से परे के कार्य जहाँ प्रकृति को ही अर्पित हो जाते हैं, वहीं जो कार्य हो सकते हैं, उनके हो जाने से, कामना की पूर्ति का स्वाभाविक सुख प्राप्त होता है, जो शान्ति की ओर ले जाता है। इसी से जहाँ आत्म-विश्वास की प्राप्ति होती है, वहीं आत्म-सम्मान भी प्राप्त होता है और हमारा 'आत्म', हम जिसे एस्टीम कहें या स्वाभिमान कहें या अपनी अस्मिता कहें शब्दों पर जाना व्यर्थ है, 'हम हैं', यह अहसास तीव्र होता चला जाता है।

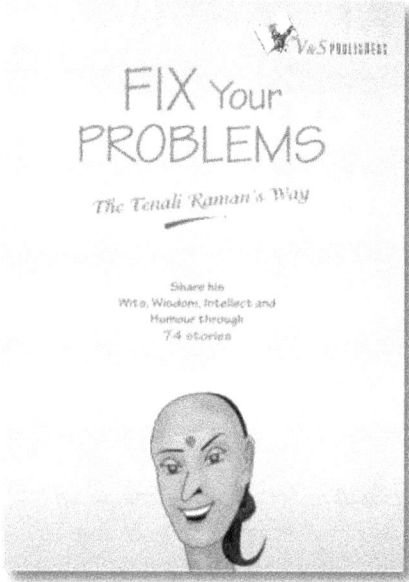

समस्याओं का समाधान
तेनालीराम के संग

लेखक: विशाल गोयल

टाइप: पेपरबैक

भाषा: हिन्दी

पृष्ठ: 264

मूल्य: ₹ 135

प्रकाशक: वी एण्ड एस पब्लिशर्स

> जिसके जीवित रहने से विद्वान्, मित्र और बन्धु–बान्धव जीते हैं,
> उसी का जीना सार्थक है। — fgrkin'k

तेनालीराम विजयनगर साम्राज्य के संस्थापक राजा कृष्णदेव राय के मन्त्रिमण्डल (अष्टदिग्गजों) में से एक, राजा के प्रमुख सलाहकार एवं राज-विदूषक थे। वे राजा की राजसभा (भुवन-विजयम्) के एक आधार-स्तम्भ और गौरव थे। कृष्णदेव राय का राज्यकाल सन् 1509 से सन् 1529 तक माना जाता है।

कृष्णदेव राय की गणना सम्राट् अशोक, समुद्रगुप्त और हर्षवर्द्धन जैसे महानायकों के समकक्ष की जाती है। इसी प्रकार तेनालीराम की गणना आचार्य चाणक्य की तरह कूटनीतिज्ञ, बीरबल की तरह चतुर, हाजिरजवाब और शालीन हास्यकार के रूप में की जाती है।

यह पुस्तक तेनालीराम और राजा कृष्णदेव राय के बीच घटने वाली 74 घटनाओं का कहानियों के रूप में रोचक, शिक्षाप्रद व नीतिपरक बातों का संकलन है।

प्रत्येक कहानी के अन्त में कहानी से मिलने वाली शिक्षा, और उससे सम्बन्धित नीति आम भाषा में इस ढंग से प्रस्तुत किया गया है, जो आत्मसात करने में सरल हो। लेखक ने अपने देश की लोक-परम्परा को दृष्टिगत रखते हुए उक्त कहानियों को अपने शब्दों में, रेखाचित्रों के माध्यम से प्रस्तुत किया है। ये कहानियाँ देश-काल की सीमा में नहीं बाँधी जा सकतीं। इन कहानियों को आप जितनी बार पढ़ेंगे, इसकी गूढ़ बातें आपके समक्ष परत-दर-परत खुलती जायेंगी, जो आपको शिक्षा भी देंगी, ज्ञान भी बढ़ायेंगी, मनोरंजन भी करेंगी और जीवन में सफल होने के लिए आपको प्रेरित भी करेंगी। इस पुस्तक को आप अवश्य पढ़ें।

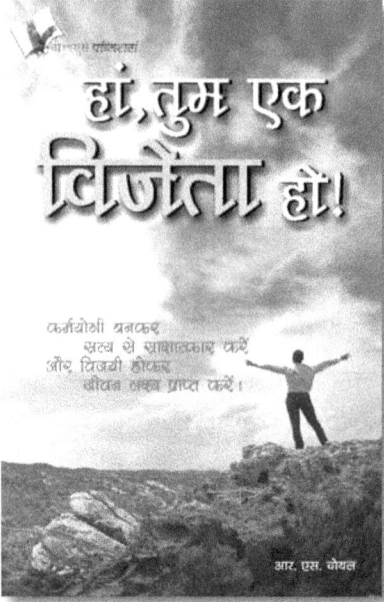

हां, तुम एक विजेता हो!

लेखक: आर. एस. गोयल
टाइप: पेपरबैक
भाषा: हिन्दी
पृष्ठ: 160
मूल्य: ₹ 60
प्रकाशक: वी एण्ड एस पब्लिशर्स

कर्मयोगी बनकर सत्य से साक्षात्कार करें और विजयी होकर जीवन-लक्ष्य प्राप्त करें।

यह कृति व्यक्तित्व विकास की कार्यशाला पर आधारित है, जिसमें युवाओं को यह संदेश पहुँचाने का प्रयास किया गया है कि 'हां, तुम एक विजेता हो' और तुम्हारे भीतर विजेता होने के समस्त गुण विद्यमान हैं। आवश्यकता है, केवल उन्हें पहचान कर अमल में लाने की। इसमें जीवन के लक्ष्यों, आत्मविश्वास, परिवर्तन, सही प्रकृति व समय के चमत्कार पर अत्यधिक बल दिया गया है। इसके अतिरिक्त सफलता व असफलता की सिद्ध रीतियों को भी स्पष्ट कर दिया है। कार्यशाला के प्रमुख भागों में से एक इसकी कार्य योजना है, जिसमें महत्वाकांक्षा का चुनाव प्राथमिकता के आधार पर निर्धारित करना एवं समय का प्रबंधन (Time Management) आदि हैं।

इसका वास्तविक ध्येय जहां युवाओं का मार्गदर्शन कराने वाली सामग्री की रिक्तता को दूर करना है, वहीं आकर्षक व्यक्तित्व के प्रमुख तत्वों का उल्लेख इसकी विशेषता है। इसकी प्रत्येक कार्यशाला अनुभवजनित सत्य को प्रकट करती है। पुस्तक-सृजन के पीछे यही भावना रही है कि मानव कर्मठ बनकर स्वयं सत्य से साक्षात्कार करे, विजयी होकर जीवन-लक्ष्य प्राप्त करे।

आर. एस. गोयल, जो कि लेखक होने के साथ-साथ एक उद्योगपति भी हैं, इसलिए सफलता प्राप्त करने के मार्ग में आने वाली दैनिक कठिनाइयों का अध्ययन कर, अपने अनुभवों को युवाओं के मार्गदर्शन हेतु अत्यन्त सरल भाषा में पिरोकर लेखों, व्याख्यानों व कार्यशालाओं की सहायता से प्रस्तुत करते रहते हैं और इसी क्रम में एक प्रयास है यह पुस्तक-**हां, तुम एक विजेता हो!**

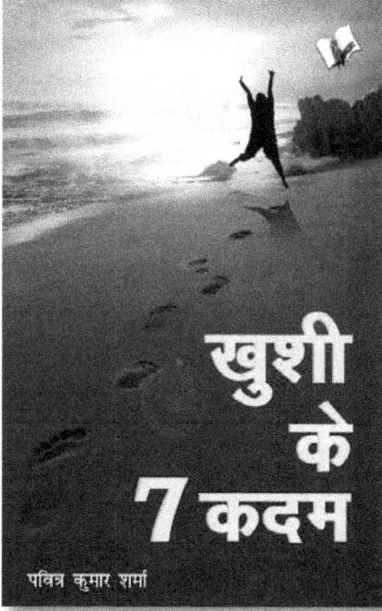

खुशी के 7 कदम

लेखक: पवित्र कुमार शर्मा
टाइप: पेपरबैक
भाषा: हिन्दी
पृष्ठ: 136
मूल्य: ₹ 88
प्रकाशक: वी एण्ड एस पब्लिशर्स

खुशी प्रेम, दया और मन की शान्ति - ये सभी ईश्वर की ओर से मानव को मिले हुए अनमोल वरदान हैं। सृष्टि का प्रत्येक व्यक्ति अपने जीवन में मन की प्रसन्नता चाहता है। खुशी कोई ऐसी वस्तु नहीं है, जिसे बाजार से खरीदा जा सके। तब यह खुशी मिलेगी कैसी?

मन की सच्चाई, सफाई, ईमानदारी और वफादारी की उज्ज्वल भावनाएँ मन की खुशियों के मूल स्रोत हैं। संसार के अधिकतर लोग अपने जीवन की खुशी घर से बाहर खोजने का प्रयास करते हैं, किन्तु उन्हें वास्तविक खुशी नहीं मिलती। मन से जब खुशी गायब होती है, तब व्यक्ति को अनेक चिन्ताएँ और इच्छाएँ परेशान करने लगती हैं।

खुशी बच्चों की निर्मल हँसी की तरह सभी को लाभ देती है। क्योंकि बच्चों के अन्दर सयानों की भाँति क्लिष्टता, दुरूहता, चालाकी या सयानापन नहीं है। वे अपनी खुशी बाँधकर नहीं रखते, सबके सामने अपनी खुशी को प्रकट करते हैं।

आप भी सदैव खुश रह सकते हैं। इसके लिए लेखक ने 'सात उपाय' सुझाये हैं, जो 'खुशी के 7 कदम' शीर्षक से पुस्तक के रूप में आपके समक्ष प्रस्तुत है। लेखक ने खुशी के जिन सात कदमों का विवेचन किया है वे हैं- 1. खुशी को मिल कर बाँटिए 2. ईर्ष्या न करें 3. सबको आदर, सबको स्नेह दें 4. आध्यात्मिकता में रुचि 5. स्वाध्याय में रुचि 6. मन का सामंजस्य 7. सहनशीलता।

उपर्युक्त सातों उपाय अपना कर आप भी अपने जीवन में खुशियों का बगीचा लगा सकते हैं और सदा प्रसन्न रह सकते हैं। जीवन में खुशियाँ पाने के लिए इस पुस्तक 'खुशी के 7 कदम' को अवश्य पढें।

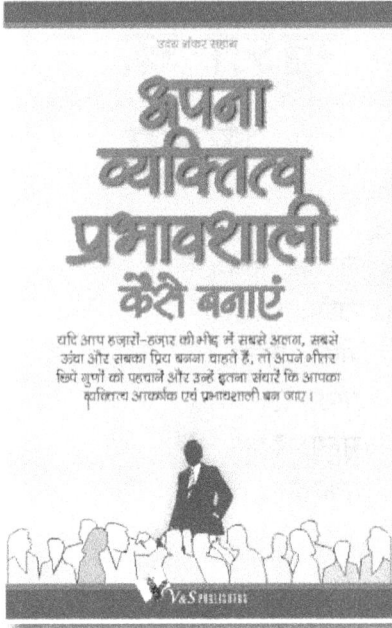

अपना व्यक्तित्व प्रभावशाली कैसे बनाएं

लेखक: उदय शंकर सहाय

टाइप: पेपरबैक

भाषा: हिन्दी

पृष्ठ: 142

मूल्य: ₹ 68

प्रकाशक: वी एण्ड एस पब्लिशर्स

व्यक्तित्व की सभी जगह रक्षा और सम्मान करना चाहिए, क्योंकि यह सभी अच्छाइयों का आधार है।
—रिचर

प्रभावशाली व्यक्तित्व हरेक व्यक्ति की अपनी अमूल्य धरोहर है, जिसकी वजह से भीड़ में भी उसकी अलग पहचान बनती है। परिवार हो या समाज, देश हो या विदेश, नौकरी हो या उद्योग-व्यापार, स्कूल-कॉलेज हो या साहित्य और कलाओं की दुनिया, प्रशासन हो या राजनैतिक तंत्र, मसलन हर जगह आपको ढेर सारे लोग खड़े नज़र आएंगे, पर उनमें भी जो सर्वाधिक प्रभावित कर सके और सबका मान-सम्मान पा सके, वही आपको आदर्श एवं प्रभावशाली बनने के लिए ठोस सलाह दे सकता है। इसके लिए आपको ये प्रयत्न करने होगें–

- आपको आलस्य और बुरे विचारों को त्याग कर कठिनाइयों से जूझने की ताक़त को बढ़ाना होगा।

- आपको आत्मविश्वास, जिज्ञासा, सहनशक्ति, त्यागभावना, कर्तव्यपरायणता एवं विनम्रता को अपने भीतर आत्मसात करना होगा।

- और फिर आप मधुर वाणी बोलें, सबका सम्मान करें, अध्यवसायी बनें, लीक से हटकर चले, अपने उद्देश्य को अच्छी तरह जानें, सब कुछ देखें-परखें, नियमित कार्यक्रम बनाकर वर्तमान में जीना सीखें।

फिर देखें कि आपका व्यक्तित्व कितनी जल्दी आकर्षक और प्रभावशाली बन जाएगा और आप होंगे दुनिया के सबसे खुशनसीब व्यक्ति।

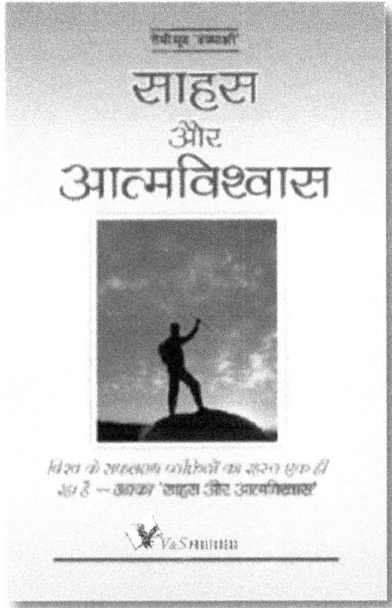

साहस और आत्मविश्वास

लेखक: रोमी सूद 'उपमाश्री'

टाइप: पेपरबैक

भाषा: हिन्दी

पृष्ठ: 128

मूल्य: ₹ 60

प्रकाशक: वी एण्ड एस पब्लिशर्स

विश्व के सफलतम व्यक्तियों का रहस्य एक ही रहा है–उनका 'साहस और आत्मविश्वास'।

संकट में साहस होना आधी सफलता प्राप्त कर लेना है।   –प्लाउट्स
आत्मविश्वास ही भावी उन्नति की प्रथम सीढ़ी है।   –विवेकानन्द

आज आत्मविश्वास की शक्ति और क्षमता को सभी ने अच्छी तरह पहचान लिया है। यही वह सत्य है, जो व्यक्ति की उन्नति में कारगर भूमिका निभाता है। साहस आत्मविश्वास का पूरक है। आत्महीनता से ग्रस्त व्यक्ति कभी निडर और साहसी नहीं हो सकता।

आपके कार्यक्षेत्र में तो इसका मोल सर्वाधिक है। आप कितनी ही विपत्तियों से क्यों न घिरे हों, यदि आप में आत्मविश्वास है, तो बड़ी-से-बड़ी चुनौतियां भी आपका कुछ नहीं बिगाड़ पाएंगी और आप किसी कुशल मल्लाह की तरह तूफानों में घिरी नाव को किनारे पर ले ही आएंगे, ऐसा विश्व के महान् मनीषियों का दावा है।

अपने विषय की श्रेष्ठ लेखिका रोमी सूद 'उपमाश्री' ने अपनी इस पुस्तक में 23 अध्याय दिए हैं। प्रत्येक अध्याय पूरी तरह दिशासूचक हैं। जैसे-जैसे आप इन्हें पढ़ते जाएंगे, आपमें उत्साह एवं आत्मविश्वास भरता चला जाएगा और एक दिन आप अपने-आपको सफलता प्राप्त करने में सक्षम पाएंगे।

बहुत से लोग योग्य, अनुभवी और प्रतिभाशाली होते हैं, लेकिन आत्मविश्वास के अभाव में सब दब जाता है और वे कुंठित होकर अपने-आपको दोषी ठहराने लगते हैं, जबकि ऐसा नहीं है। उन्हें अपने भीतर आत्मविश्वास जगाना और उन्नति का मार्ग प्रशस्त करना चाहिए।